中国医学临床百家·病例精解

北京大学第一医院

骨科 病例精解

曹永平 / 主 编

科学技术文献出版社
SCIENTIFIC AND TECHNICAL DOCUMENTATION PRESS
·北京·

图书在版编目（CIP）数据

北京大学第一医院骨科病例精解/曹永平主编. —北京：科学技术文献出版社，2021.6
（2022.11重印）

ISBN 978-7-5189-7962-2

Ⅰ.①北… Ⅱ.①曹… Ⅲ.①骨科学—案例 Ⅳ.①R68

中国版本图书馆 CIP 数据核字（2021）第 107995 号

北京大学第一医院骨科病例精解

策划编辑：蔡 霞 责任编辑：蔡 霞 责任校对：张永霞 责任出版：张志平

出 版 者	科学技术文献出版社
地 址	北京市复兴路 15 号 邮编 100038
编 务 部	（010）58882938，58882087（传真）
发 行 部	（010）58882868，58882870（传真）
邮 购 部	（010）58882873
官方网址	www.stdp.com.cn
发 行 者	科学技术文献出版社发行 全国各地新华书店经销
印 刷 者	北京虎彩文化传播有限公司
版 次	2021 年 6 月第 1 版 2022 年 11 月第 2 次印刷
开 本	787×1092 1/16
字 数	172 千
印 张	15
书 号	ISBN 978-7-5189-7962-2
定 价	118.00 元

《北京大学第一医院骨科病例精解》

编 委 会

主　　编　曹永平

编　　委　（按姓氏拼音排序）

白纯碧　曹永平　崔云鹏　付豪永　焦　洋

李　宏　李淳德　刘　恒　卢宏章　孟志超

米　川　潘利平　潘元星　施学东　孙浩林

塔拉提　王　浩　王　宇　王诗军　王月田

文立成　吴　浩　徐贝宇　许洋洋　杨　昕

于兵孝　于峥嵘　张道俭　赵　耀

主编简介

曹永平，主任医师，教授，博士研究生导师。北京大学第一医院骨科副主任，关节病区主任。2004 年于日本香川大学医学部骨科专业获得博士学位。目前主要从事各部位骨关节疾病的诊断和治疗，特别是股骨头坏死的分期治疗、骨关节病的阶梯式治疗、人工关节置换及复杂的翻修手术、关节镜下微创修复软骨损伤和韧带重建等。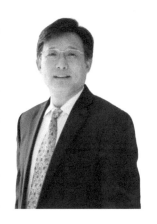

现任中国老年学和老年医学学会老年骨科分会主任委员。另外任中华医学会和中国医师协会等骨科领域 21 个委员会的委员、常务委员和 5 个杂志的编委。作为博士研究生导师，带领团队主要从事骨关节炎发病机理的研究、骨软骨代谢及人工关节假体自身抗菌的研究。主持过 3 个国家级和 10 个省部级科研基金的课题。以第一作者和责任作者在国内外发表论文 80 余篇。已授权专利 6 项，待授权专利 5 项。主编和参编骨科专著 11 部。

前　言

　　一名优秀的骨科医师，除了拥有扎实的理论知识，还应当具有丰富的临床经验。临床病例分析，则是将理论知识与临床实践相结合的产物。市面上，讲述骨科理论的书籍较多，相对的，讲解并剖析临床病例的书籍较少。骨科常见病例的分析，有利于骨科医师掌握骨科基本理论和常见疾病的诊治。骨科复杂病例的剖析，能帮助骨科医师锤炼临床思路，提升临床技能。有条理地、系统地展现骨科常见病例、复杂病例，为读者提供病例学习资料，是编著此书的初衷。

　　北京大学第一医院（简称"北大医院"）是一所融医疗、教学、科研、预防为一体的大型综合性三级甲等医院，是中央保健基地医院。北京大学第一医院骨科成立于1947年，为中国最早建立的骨科专科之一，在20世纪六七十年代以"腰椎间盘突出症、膝关节半月板损伤的诊治"在国内享有盛誉。经过几代人的艰苦奋斗和辛勤耕耘，目前北京大学第一医院骨科已经发展为国内知名的重点学科。骨科现有高级职称专家20人，中级职称者10人，其中博士研究生导师3人，为国家211工程重点学科。

　　经过北大医院骨科人的积极准备和总结，本书汇聚了骨科常见的颈椎疾病、腰椎疾病、髋膝关节置换及骨肿瘤的经典病例和复杂病例，特别是复杂的脊柱侧弯的畸形矫正、复杂的膝关节置换及骨盆恶性肿瘤的诊治。本书采用的病例，尽可能真实地还原临床情景，引导读者思考，糅合理论知识，清晰地展现临床诊疗思路，并通过专家点评，提炼病例的核心内容及指导意义。在编写过程中，我们尽量做到病历摘要精炼化，病例分析条理化，通过抽丝剥茧，展现疾病的诊疗思路，并不断拓展疾病相关知识；注重体现诊疗规范性和实用性；图文并茂，内容表达简明清晰，便于理解和记忆。希望本书能够给骨科同道们最大的启发和帮助。

最后，衷心地感谢各位编者对本书的付出。感谢他们在繁忙的工作之余抽出宝贵的时间完成本书，并无私地分享他们宝贵的临床经验。虽然我们尽力完善本书，但囿于时间和经验水平，书中若存在不足之处，恳请读者不吝批评指正。

曹永平

目　录

第一章　脊　柱

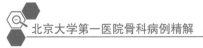
第二章　关　节

第三章 肿 瘤

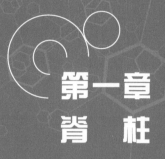

第一章
脊　柱

第一节　颈椎病例

■ 病例 1　脊髓型颈椎病

病历摘要

【基本信息】

患者，男性，60 岁。

主诉： 左上肢麻木 10 年余伴走路不稳 1 年。

现病史： 患者 10 年前无明显诱因出现左上肢麻木，伴间断左肩部疼痛，予膏药等保守治疗后可缓解，未予特殊诊治。1 年前患者逐渐出现走路不稳，自觉双腿发沉，易打软，伴行走踩棉花感。

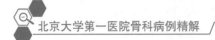

患者左上肢麻木症状亦逐渐加重，主要为前臂尺侧及尺侧三指。3个月前患者就诊于当地医院，查颈椎核磁提示 $C_{2\sim7}$ 椎间盘变性伴突出，$C_{3\sim7}$ 椎间盘水平相应椎管狭窄。现为进一步诊疗收住我院。

既往史：糖尿病 3 年余，有磺胺类药物过敏史。

个人史：无特殊。

【专科查体】

患者走路不稳，痉挛步态。颈部无畸形，叩痛（＋）。左手肌肉无明显萎缩，关节活动无明显受限。左前臂及左手尺侧伴皮肤感觉减退。左侧肱二头肌、肱三头肌、三角肌肌力 4 ＋级，指屈肌肌力 3 级。压颈试验（－），上肢牵拉试验（－）。双下肢肌力、皮肤感觉无明显减退。左侧肱二头肌腱反射（＋），肱三头肌腱反射（＋），双侧膝腱反射、跟腱反射亢进，双侧 Hoffmann 征（＋），双侧 Babinski 征（＋）。

【辅助检查】

入院后行颈椎间盘 CT 检查提示：颈椎曲度变直，$C_{2\sim7}$ 椎体缘骨质增生变尖，部分趋于骨桥形成，C_4、C_5、C_6 椎体后缘后纵韧带增生骨化，以 C_5 椎体为著，对应水平椎管狭窄，伴脊髓受压。$C_{3\sim4}$、$C_{4\sim5}$、$C_{5\sim6}$、$C_{6\sim7}$ 椎间隙变窄。$C_{5\sim6}$、$C_{6\sim7}$ 双侧钩椎关节骨质增生。$C_{2\sim3}$、$C_{3\sim4}$、$C_{4\sim5}$、$C_{5\sim6}$、$C_{6\sim7}$ 椎间盘向后方突出，相应层面硬膜囊前缘受压。

相关影像学检查见图 1 - 1 至图 1 - 6。

【诊断】

脊髓型颈椎病、颈椎后纵韧带骨化（C_4、C_5、C_6）、颈椎间盘突出、颈椎退行性变。

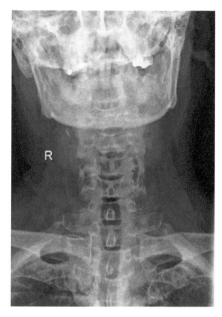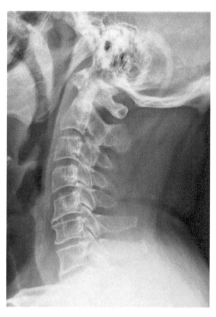

图 1-1 颈椎正侧位 X 线片

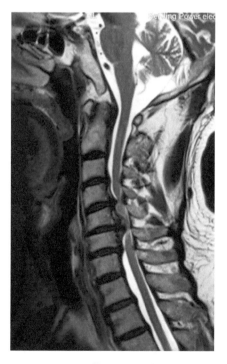

图 1-2 颈椎 MRI T_2 相矢状位

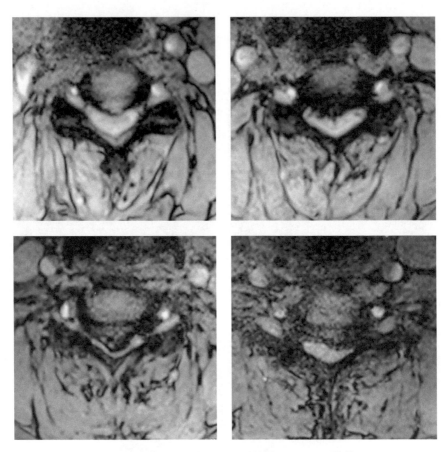

图1-3　颈椎MRI $C_{3\sim4}$、$C_{4\sim5}$、$C_{5\sim6}$、$C_{6\sim7}$横截面

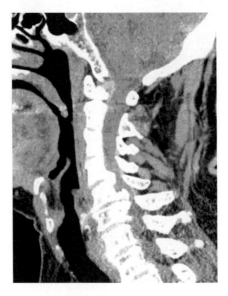

图1-4　颈椎间盘CT矢状位

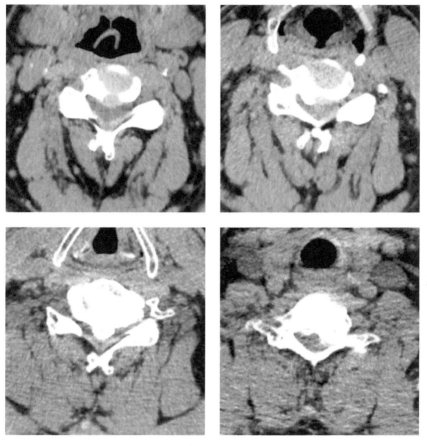

图 1-5　颈椎间盘 CT $C_{3\sim4}$、$C_{4\sim5}$、$C_{5\sim6}$、$C_{6\sim7}$ 横截面

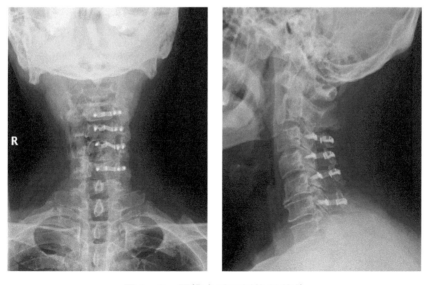

图 1-6　颈椎术后正侧位 X 线片

【治疗经过】

完善术前检查及准备，未见手术禁忌，于全身麻醉下行颈椎后路单开门椎管成形术（C$_{3\sim6}$）。术后第 1 天戴颈托下地活动，术后前 3 天分别给予患者甲强龙 120、80、40 mg 以减轻脊髓水肿，术后恢复良好，复查颈椎 X 线片无明显异常，院外佩戴颈托 1 个月，并坚持康复锻炼。

【随访】

术后随访 1 年，患者症状恢复良好，JOA 评分明显改善。

病例分析

脊髓型颈椎病占颈椎病的 10%～15%，是颈椎病变压迫脊髓或压迫供应脊髓的血管而出现的一系列症状，包括四肢感觉、运动、反射及大小便功能障碍，典型临床表现为上肢或下肢麻木无力、僵硬，双足踩棉花感，足尖不能离地，触觉障碍，束胸感，双手精细动作笨拙，持物落地等，久之可出现大小便障碍。查体常有感觉障碍平面、肌力减退、四肢腱反射活跃或亢进，而腹壁反射、提睾反射和肛门反射减弱或消失。Hoffmann 征、Babinski 征等病理征阳性。

脊髓型颈椎病常由颈椎间盘向后突出压迫硬膜囊或后纵韧带骨化（ossification of posterior longitudinal ligament，OPLL）压迫脊髓导致。颈椎间盘突出可分为中央型突出和旁中央型突出，脊髓型颈椎病以前者为主，而后者严重者可压迫脊髓，且常伴随神经根性症状。OPLL 多在 50 岁以后发病，多数病例可有颈部劳累史，在颈椎发病率最高，其次为胸椎和腰椎。最典型的表现为步态不稳，查体四肢常有不同程度的感觉障碍、肌力减退，双下肢肌张力增高，腱反射亢进，病理征阳性等，颈椎 CT、MRI 检查可见后纵韧带增厚，向后压迫硬膜囊，对应节段脊髓受压，根据骨化范围可分为连续型、局灶型、间断型、混合型。对于脊髓型颈椎病的治疗，取决于脊髓压迫引起的症状严重程度，对于保守治疗无效或严重影响生活工作者需手术治疗。前路、后路、前后路联合均可达到治疗效果。后路椎管成形术可通过椎管扩大、脊髓后移而达到间接减压的目的。对于多节段（≥3）的颈椎间盘突出，病变位于 $C_{3\sim7}$ 范围者，后路椎管扩大成形术较有利于脊髓后移，从而达到减压治疗的效果。对于 3 个或 3 个以上节段的 OPLL，尤其是连续型，常采用后路减压手术，颈椎后路单（双）开门椎管成形术治疗效果较为确切。

该患者患有混合型颈椎病，因神经根受压起病，表现为左上肢麻木、左肩部疼痛。后病变累及脊髓而表现为走路不稳、行走踩棉花感。结合 CT、MRI 检查考虑为 $C_{2\sim7}$ 椎间盘突出及 C_4、C_5、C_6 椎体后缘后纵韧带增生骨化，从而导致 $C_{3\sim7}$ 相应椎管狭窄、脊髓受压。该患者病变节段较多，且责任病灶为椎间盘突出（左侧为重）及 OPLL，患者经保守治疗后症状仍在加重，综合考虑选择颈椎后路单开门椎管扩大成形术治疗，并取得了满意的治疗效果。

李宏教授病例点评

多节段椎间盘突出联合 OPLL 导致的脊髓型颈椎病优先选用后路手术，后路单开门椎管扩大成形术操作简单，创伤小，疗效确切，可作为颈椎后纵韧带骨化症的常规术式。

脊髓型颈椎病椎管扩大成形术后容易发生脊髓水肿，应用激素阶梯治疗有助于术后快速康复。

参考文献

1. 陈剑锋，陈安民，郭风劲，等. 颈椎后路单开门成形扩大椎管术治疗颈椎后纵韧带骨化症 [J]. 中国现代手术学杂志，2011，15（3）：209 – 211.

2. 陈刚，戴腾，施克勤. 后路单开门椎管成形术与全椎板切除减压术治疗颈椎后纵韧带骨化症的对比研究 [J]. 中国矫形外科杂志，2016，24（7）：598 – 602.

3. 贾连顺，史建刚. 重视脊髓型颈椎病的诊断与严格手术指征 [J]. 中华骨科杂志，2002，22（1）：58 – 60.

4. 王新伟. 颈椎后纵韧带骨化症的手术治疗及疗效分析 [J]. 中国矫形外科杂志，2006，14（1）：9 – 11.

（王月田　整理）

笔记

病例 2　神经根型颈椎病

病历摘要

【基本信息】

患者，女性，48 岁。

主诉： 颈部、右上肢疼痛 2 年，加重伴右手麻木 2 个月。

现病史： 患者 2 年前无明显诱因出现颈部疼痛，表现为酸胀痛、发沉，伴右肩后侧、上臂外侧、前臂前外侧胀痛，休息后可缓解。否认写字、持筷等精细活动减弱、持物不稳等，否认四肢无力、行走踩棉花感及束带感。行针灸、小针刀、口服中药治疗后缓解。之后上述症状逐渐加重，伴右手拇指麻木，不伴针刺感，休息后难以缓解。就诊外院行颈椎 MRI 提示颈椎病，$C_{5\sim6}$ 椎间盘突出。现为进一步诊治收入我科。

既往史： 确诊糖尿病 3 年，否认药物、食物过敏史。

个人史： 无特殊。

【专科查体】

颈椎生理曲度消失，前屈、后伸及左右旋转无明显受限，颈椎棘突及椎旁轻压痛，下颈部为重，无叩痛，右前臂外侧、手背桡侧及拇指感觉减退。右侧肱二头肌肌力和肱二头肌反射减弱，右侧 Eaton 征（+），右侧 Spurling 征（+）。

【辅助检查】

入院后行颈椎 MRI 检查提示：颈椎曲度变直，$C_{3\sim7}$ 椎体缘骨质增生，$C_{3\sim4}$、$C_{4\sim5}$ 椎间盘膨出，$C_{5\sim6}$ 椎间盘突出，右侧神经根受压，双侧钩椎关节骨质增生，椎间孔略变窄。

相关影像学检查见图2-1至图2-4。

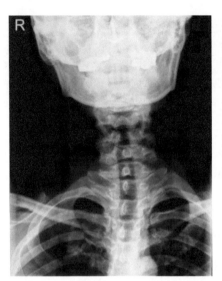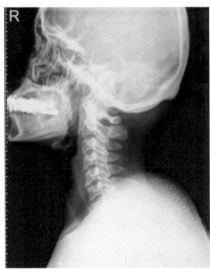

图2-1 颈椎正侧位X线片

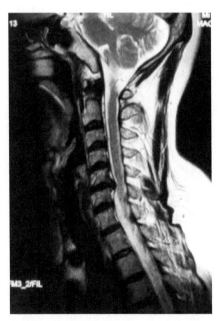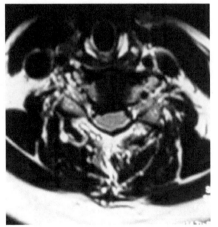

图2-2 颈椎MRI T_2 相矢状位　　　图2-3 颈椎MRI $C_{5\sim6}$ 横截面

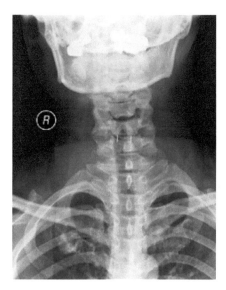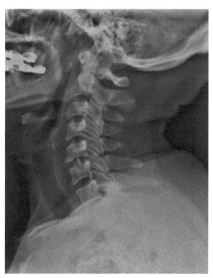

图2-4 术后颈椎正侧位 X 线片

【诊断】

神经根型颈椎病、颈椎间盘突出症（$C_{5\sim6}$）、颈椎退行性变。

【治疗经过】

完善术前相关准备，于全身麻醉下行 $C_{5\sim6}$ 颈椎前路椎间盘切除减压融合术（anterior cervical discectomy and fusion，ACDF），术后疼痛症状明显缓解，麻木减轻，于术后第 1 日拔除引流管，第 3 日办理出院。术后佩戴颈托 3 个月。

【随访】

术后随访半年，患者疼痛、麻木症状明显缓解，生活质量改善。

病例分析

神经根型颈椎病为最常见的颈椎病类型，由颈椎病变结构压迫

11

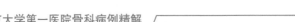

神经根导致，如颈椎间盘突出、钩椎关节增生、增生骨赘引起椎间孔狭窄等，以 $C_{5\sim6}$、$C_{4\sim5}$ 发病率最高。主要表现为与受压神经根所支配区域对应的根性症状，常为上肢放射性疼痛、麻木，肌力减退、肌肉萎缩，相应肌腱反射减弱或消失；神经根被膜的窦椎神经受压可引起颈项痛。查体压头试验（Spurling 征）、上臂牵拉试验（Eaton 征）常为阳性。

　　神经根型颈椎病病变节段定位十分重要，颈神经根受累临床症状及体征定位如表 2-1。

表 2-1　颈神经根受累临床症状及体征定位

椎间盘	颈神经根	症状和体征
$C_{2\sim3}$	C_3	颈后部疼痛及麻木，特别是乳突及耳廓范围。无肌力减弱及反射改变
$C_{3\sim4}$	C_4	颈后部疼痛及麻木并沿肩胛提肌放射，伴有向前胸放射。无肌力减弱及反射改变
$C_{4\sim5}$	C_5	沿一侧颈部及肩部放射，在三角肌处感麻木，三角肌无力和萎缩，无反射改变
$C_{5\sim6}$	C_6	沿上臂及前臂外侧向远端放射痛至拇指、示指及拇指尖。手背第一背侧骨间肌处麻木。肱二头肌肌力和肱二头肌反射减弱
$C_{6\sim7}$	C_7	沿上臂和前臂背侧中央向远端放射痛至中指，亦可至示指和环指，肱三头肌肌力和肱三头肌反射减弱
$C_7\sim T_1$	C_8	可引起指屈肌和手部骨间肌的肌力减弱，以及环指、小指、手掌尺侧的感觉丧失，但无反射改变

　　影像学常表现为颈椎曲度改变，生理前屈消失，甚至反弓。椎间隙狭窄、钩椎关节增生、骨赘形成等，斜位片可见椎间孔狭窄。椎间盘源性神经根型颈椎病可行颈椎 MRI 检查，表现为相应节段椎

间盘突出。

神经根型颈椎病可采用牵引、理疗等保守治疗，若非手术治疗无效或疼痛加重应及时行手术治疗，手术优选前路切除突出椎间盘、处理增生骨赘，可行椎间融合或人工椎间盘置换术。

该患者症状表现为颈部疼痛，上肢疼痛沿右侧上臂、前臂外侧放射，后出现右侧拇指麻木。查体表现为颈椎生理曲度消失，压痛以下颈部为重，右前臂外侧、手背桡侧及拇指感觉减退，右侧肱二头肌肌力和肱二头肌反射减弱，右侧 Eaton 征（＋），右侧 Spurling 征（＋）。颈椎 MRI 提示颈椎曲度变直，$C_{5 \sim 6}$椎间盘突出，右侧神经根受压。结合患者临床表现及 MRI 检查，考虑责任病灶为 $C_{5 \sim 6}$节段椎间盘突出及钩椎关节增生。患者病程长达 2 年，保守治疗无效，症状逐渐加重，综合考虑选择 $C_{5 \sim 6}$ ACDF 治疗，术后症状缓解明显。

李淳德教授病例点评

ACDF 术不仅可以切除突出的椎间盘，而且可以在术中处理增生的钩椎关节、椎体后缘骨赘等，从而有效解除神经根压迫，进而缓解症状。

ACDF 术颈前入路解剖结构复杂，与气管、甲状腺、颈部大血管、喉返神经等重要结构毗邻，容易引起损伤及术后并发症。神经根型颈椎病大多数经严格保守治疗可取得满意效果，故手术指征应严格把握。

参考文献

1. 王英杰. 神经根型颈椎病定位诊断新进展［J］. 中国矫形外科杂志，2015，23

（5）：438 - 440.

2. 张军. 神经根型颈椎病根性痛的解剖学基础和发病机理的研究［J］. 中国中医骨伤科杂志, 1999（1）：49.

3. 陈雄生, 贾连顺, 曹师锋, 等. 颈椎前路手术的并发症［J］. 中华骨科杂志, 2003, 23（11）：644 - 649.

（王月田　整理）

病例3 颈脊髓损伤

病历摘要

【基本信息】

患者，女性，27岁。

主诉： 外伤后肢体瘫痪6小时。

现病史： 该患者为急性病程。患者于凌晨1点左右发生汽车追尾事件，头颈部受伤，具体受伤姿势不详，当即意识丧失，后逐渐清醒，四肢瘫软，不能活动，头顶9 cm左右头皮裂伤，出现大便失禁，不能排尿。无发热、恶心、呕吐。急诊送入他院，行头颅、颈椎、胸部CT检查，提示颈椎C_4、C_5爆裂骨折，C_5重于C_4，头颅、胸部CT未见明显异常，给予激素治疗。随即转入我院急诊，缝合头皮裂伤，并收住我科。

既往史： 体健。

个人史： 无特殊。

【专科查体】

体温36.6 ℃，脉搏78次/min，呼吸50次/min，血压99/60 mmHg。患者仰卧位，神志清楚。颈部以下平面痛觉、温度觉、触觉减退，下肢比上肢明显，本体感觉存在，鞍区感觉存在，排尿无力，大便失禁。双侧肱二头肌肌力3-级，双侧肱三头肌肌力2级，其余四肢肌力均为0级，肌腱反射、病理征均未引出。

【辅助检查】

入院后行颈椎MRI检查提示：C_4椎体轻度变扁，$C_{4\sim5}$椎体后缘向后方突出，相应椎管变窄，硬膜囊前缘受压，相应水平脊髓内可见片状 T_2WI 高信号，C_7 椎体形态正常，其内可见 T_2WI 压脂高信号。

术前相关影像学检查见图 3-1 至图 3-7。

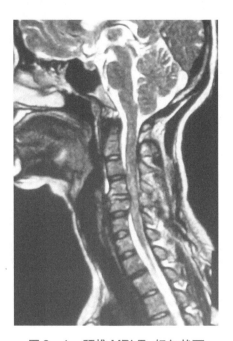

图 3-1 颈椎 MRI T_2 相矢状面

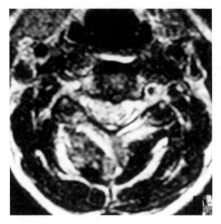 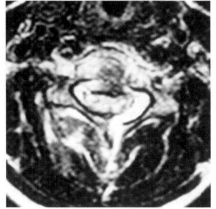

图 3-2 颈椎 MRI $C_{3~4}$横截面　　图 3-3 颈椎 MRI $C_{4~5}$横截面

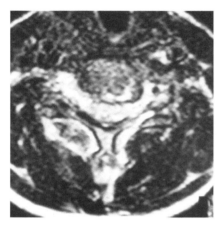

图 3-4 颈椎 MRI $C_{5\sim6}$ 横截面

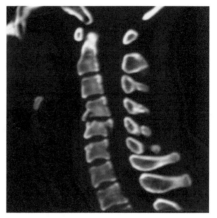

图 3-5 颈椎 CT 矢状面

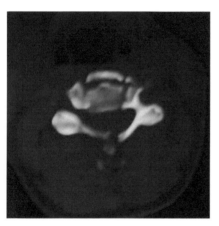

图 3-6 颈椎 CT C_4 横截面

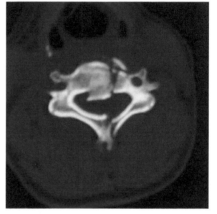

图 3-7 颈椎 CT C_5 横截面

【诊断】

颈脊髓损伤（ASIA C 级）、颈椎椎体爆裂骨折（C_4、C_5）。

【治疗经过】

入院后给予激素冲击治疗，颈椎牵引固定，并完善术前准备后急诊于手术全身麻醉下行颈椎后路椎板切除、侧块螺钉固定术（$C_{3\sim6}$）。术中于 $C_{3\sim6}$ 双侧置入侧块螺钉，咬骨钳咬除部分 C_3、C_7 棘突椎板及 C_4、C_5 全部棘突椎板，探查见硬脊膜波动恢复，上连

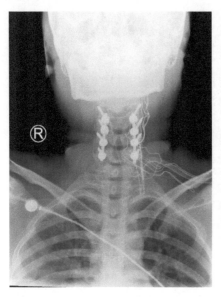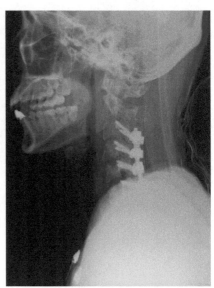

图 3-8　术后颈椎正侧位 X 线片

接棒、螺帽后行侧块周围植骨。术后颈椎正侧位 X 线片见图 3-8。术后予以激素（降阶梯疗法）、甘露醇脱水、神经营养等治疗，并定期康复训练，于术后第 7 天转入康复专科医院继续治疗。出院前患者手腕已可活动。双侧三角肌、肱二头肌、肱三头肌、前臂伸肌群肌力 3＋级，下肢触觉感觉较前好转。

【随访】

术后随访半年，患者感觉、运动功能恢复良好。

 病例分析

脊柱骨折常导致脊髓损伤，颈椎骨折分型较多，其中较常见的爆裂骨折表现为椎体粉碎性骨折，骨折块向四周移位，向后移位可压迫脊髓、神经，出现完全或不完全性感觉、运动和括约肌功能障碍。按脊髓损伤程度可分为脊髓震荡、脊髓休克、不完全性脊髓损伤和完全性脊髓损伤。脊髓休克为脊髓损伤时与高级中枢暂时中断联系的状态，表现为损伤平面以下感觉丧失、肌张力和运动消失，外周血管扩张，血压下降，括约肌功能障碍及发汗反射消失，一般于损伤后 1~6 周恢复。不完全性脊髓损伤于损伤平面以下尚能保留某些感觉和运动功能，而完全性脊髓损伤常为贯通性损害，损伤平面以下的感觉运动及括约肌功能完全消失。上颈椎损伤患者出现四肢瘫，C_4 以上可使膈肌瘫痪，严重影响呼吸功能，危及生命。下颈髓损伤患者可出现肩部以下的四肢瘫，胸式呼吸消失，大小便功能丧失。较低位的颈髓损伤，上肢可保留部分感觉和运动功能。常用的美国脊髓损伤学会（American Spinal Injury Association，ASIA）分级可用来评估患者损伤程度及恢复情况，详见表 3-1。

表 3-1　ASIA 分级

级别	功能	脊髓损伤类型
A	在骶段（$S_{4~5}$）无任何感觉和运动功能	完全性损害
B	在神经损伤平面以下，包括骶段（$S_{4~5}$）存在感觉功能，但无运动功能	不完全性损害
C	在神经损伤平面以下存在运动功能，大部分关键肌的肌力小于 3 级	不完全性损害
D	在神经损伤平面以下存在运动功能，大部分关键肌的肌力大于或等于 3 级	不完全性损害
E	感觉和运动功能正常	正常

X 线和 CT 应为颈脊髓损伤的常规检查，其可发现颈椎骨折或脱位部位及类型，颈椎 MRI 可通过观察脊髓信号强度及信号改变范围明确损伤情况。

伤后 6 小时内是治疗的关键时期，24 小时为急性期，应尽早接受治疗，可用大剂量甲泼尼龙阻止类脂化合物的过氧化反应，稳定细胞膜，减轻组织水肿，改善血流量，减缓损伤的进一步加重。单唾液酸四己糖神经节苷脂对维持神经元细胞膜正常功能及稳定性起重要作用。颈脊髓损伤应尽快行手术治疗，骨折复位、解除压迫、重建颈椎稳定性，从而保护残存的脊髓组织，减少继发性损伤，以最大限度促进功能恢复。术后注意防治压疮、呼吸系统及泌尿道感染等并发症，并尽早给予康复治疗。

该患者车祸伤及颈椎，入院时已出现脊髓休克状态，表现为不完全性脊髓损伤，根据 ASIA 分级标准可诊断为颈脊髓损伤 ASIA C 级。CT、MRI 表现为 C_5、C_4 颈椎爆裂骨折，C_7 可疑骨折，影像学表现为骨折块向后压迫脊髓，相应节段脊髓内可见片状 T_2WI 高信号。伤后 6 小时内急诊给予激素冲击治疗，入院后给予甲强龙、单唾液酸四己糖神经节苷脂等药物治疗，颈椎牵引固定，并尽快实施手术治疗。患者骨折块向后移位明显，向后压迫对应节段脊髓程度重，手术原则是尽快减压，遂选择后路椎板切除减压受压脊髓，同时应获得颈椎稳定性，术中一并行侧块螺钉内固定 + 侧块周围植骨融合。术中减压满意，术后患者肌力、感觉均有所改善，脊髓水肿减轻，损伤范围减小，并顺利进行后续康复治疗。

于峥嵘教授病例点评

本次急诊收治颈椎骨折并脊髓损伤患者 1 例，尽早进行干预治疗是治疗成功的关键，手术治疗对于不完全性脊髓损伤尤为重要，急性期尽快解除脊髓压迫、重建脊柱稳定方能最大程度保留残存脊髓功能。后路椎板切除减压效果确切，手术操作相对容易，同时侧块螺钉置入内固定能稳定脊柱，避免术后进一步损伤脊髓，植骨融合可获得远期稳定性。该患者完成减压、内固定治疗后，待脊髓功能恢复后可视具体情况选择二期前路椎体切除、植骨融合，重建前路稳定性。

参考文献

1. 贾连顺. 颈椎脊髓损伤的治疗现状和进展 [J]. 中华创伤骨科杂志, 2004, 6 (1): 34 – 37.

2. 刘智, 孙天胜, 李京生, 等. 早期手术治疗急性颈脊髓损伤 [J]. 中华创伤骨科杂志, 2004, 6 (11): 1206 – 1208.

3. 张建友, 范建中, 杨哲. 类固醇激素治疗急性颈髓损伤的临床观察 [J]. 中国康复医学杂志, 2001, 16 (4): 231 – 232.

4. 侯为林, 瞿玉兴. 急性颈脊髓损伤的早期手术疗效 [J]. 中国骨伤, 2006, 19 (5): 261 – 263.

5. 周燕红, 梁丽塘, 何敏仪, 等. 单唾液酸四己糖神经节苷脂静脉注射联合鞘内注射对颈脊髓不完全性损伤术后患者的效果观察 [J]. 中国综合临床, 2018, 34 (1): 54 – 58.

6. 杜文君, 孙振辉, 江汉, 等. 后路减压侧块钢板内固定治疗颈段脊柱脊髓损伤 [J]. 天津医药, 2006, 34 (7): 488 – 489.

（王月田　整理）

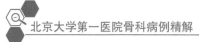
第二节 腰椎病例

病例4 腰椎间盘突出症（微创）

📋 病历摘要

【基本信息】

患者，男性。

主诉： 右侧腰腿部疼痛3个月。

现病史： 患者3个月前无明显诱因出现腰部疼痛，伴有右侧大腿前侧、小腿外侧疼痛，长距离行走后加重，休息后可缓解，就诊于某医院，予以封闭、理疗、正骨等治疗，口服止痛药控制，效果不佳，期间反复发作，右大腿放电样疼痛较前加重，右小腿外侧出现麻木，左侧大腿外侧疼痛加重，遂就诊于我院。

既往史： 无特殊。

个人史： 无特殊。

【专科查体】

脊柱生理曲度变直，L_4 椎旁有压痛、叩痛，左下肢直腿抬高试验45°（＋），右下肢直腿抬高试验50°（＋），双下肢肌力5级，会阴区感觉正常，反射正常，否认大小便改变，VAS评分7分。

【辅助检查】

（1）实验室检查：血常规、生化、凝血、感觉筛查等大致正常。

（2）影像学检查：胸片、心电图等未见明显异常。

腰椎 X 线：腰椎退行性改变，生理曲度变直。

腰椎 CT：$L_{3\sim4}$ 椎间盘突出，椎管狭窄，$L_5\sim S_1$ 椎间盘高度减低并向后方突出，椎管狭窄，双侧侧隐窝狭窄，双侧椎间孔狭窄，S_1 双侧神经根受压，L_5 后下缘、S_1 后上缘骨刺形成，L_3 后下缘、L_4 后上缘轻度骨质增生。

腰椎 MRI（图 4 – 1）：$L_{3\sim4}$ 椎间盘突出，$L_5\sim S_1$ 椎间盘突出，双侧神经根受压，$L_5\sim S_1$ 水平椎管狭窄。

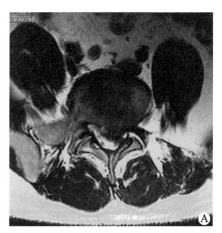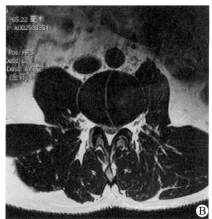

图 4 – 1　腰椎 MRI $L_{3\sim4}$（A）和 $L_5\sim S_1$（B）

【诊断】

腰椎间盘突出症（$L_{3\sim4}$，$L_5\sim S_1$）。本病需与纤维组织炎、腰椎关节突关节综合征、梨状肌综合征、腰椎管狭窄症、腰椎滑脱及峡部裂、腰椎结核及腰椎肿瘤等疾病相鉴别。

【治疗经过】

2019 年 1 月 4 日在分离腰部麻醉下行椎间孔镜下 $L_5\sim S_1$、$L_{3\sim4}$ 椎间盘切除术，过程顺利。术后第 1 天患者诉腰腿部疼痛基本缓

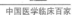
解，双下肢直腿抬高试验（－），加强试验（－）。VAS 评分 1～
2 分。

【随访】

术后 1 个月，患者佩戴软质围腰恢复正常工作生活。

术后 3 个月、6 个月及 1 年电话随访，患者术后恢复良好，无
特殊不适。

病例分析

该患者为青年男性，病史 3 个月，保守治疗无效，症状反复发
作、影响生活遂来就诊。经查体及影像学评估，明确诊断为 $L_{3\sim4}$、
$L_5 \sim S_1$ 两个节段腰椎间盘突出伴椎管狭窄，具有手术指征，考虑行
手术治疗。

典型的腰椎间盘突出症患者根据病史、症状、体征及在 X 线片
上的相应节段有椎间盘退行性改变者可以做出初步诊断。结合 CT、
MRI 等检查能准确做出病变间隙、突出方向、突出物大小、神经受
压情况的诊断。如果仅有 CT、MRI 表现而无临床表现者不应诊断
为本病。

目前广为认可的腰椎间盘突出症手术指征为：①诊断明确，严
格保守治疗 3 个月无效，影响生活；②疼痛剧烈，严重影响日常生
活，不能入睡甚至出现强迫体位；③出现肌肉瘫痪、马尾综合征
等。手术方式的选择包括传统开放手术和微创手术。开放手术包括
椎板切除髓核摘除术、椎板开创髓核摘除术、经腹腰椎间盘切除术
等。微创手术包括经椎间孔镜下椎间盘摘除术、显微椎间盘切除
术、显微内镜椎间盘切除术等。

本病例中充分告知患者病情及手术方式后，患者选择行微创手

笔记

术治疗，遂决定采用经椎间孔镜下椎间盘摘除术。手术过程中采用分离腰部麻醉，术者与患者实时沟通反馈，监测下肢运动功能，保护神经根，术中切除 $L_{3~4}$、$L_5 \sim S_1$ 突出间盘，过程顺利，手术结束。患者术后即感觉下肢轻松，术后 6 小时可下地活动，除手术切口疼痛外，术前腰部及下肢疼痛麻木等症状均较前明显缓解，手术效果满意。

术后定期对患者进行随访，分别为术后 1 个月、3 个月、6 个月及术后 1 年，之后每年随访 1 次，重点关注患者症状缓解情况，有无复发，随访时可能会出现并发症，应指导患者进行康复锻炼，使其恢复正常生活。

于峥嵘教授病例点评

腰椎间盘突出症作为骨科的常见病、多发病，近年来逐渐呈现高发、年轻化的趋势。普遍认为，这种趋势与长时间使用手机、电脑等电子设备，从事久坐类型的工作使腰椎长期处于不良姿势有关，在退变的基础上，由于劳损积累和外力作用，使椎间盘发生破裂，髓核、纤维环甚至终板向后突出，从而产生神经压迫症状。

关于腰痛产生的具体机制目前仍存在一些争议，较为一致的看法包括：①机械性的压迫。一般认为神经根受到突出椎管的间盘组织急性压迫会导致腰腿痛，疼痛的程度取决于突出物的大小，但仍有许多临床现象不能解释该理论。②炎症反应。突出髓核作为生物化学和免疫刺激物，引起周围组织及神经根的炎症反应，可能是导致患者出现临床症状的原因。

腰椎间盘突出症治疗方案包括非手术治疗和手术治疗。非手术治疗包括卧床休息、药物治疗、物理治疗、封闭疗法等。保守治疗

笔记

25

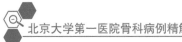

无效时多考虑行手术治疗。手术治疗的方式包括传统开放手术、显微外科腰椎间盘切除术、微创椎间盘摘除术等。近年来，微创手术因其创伤小、手术时间短、术后恢复快等特点得以快速普及。目前对于微创手术的适应证仍没有形成统一观点。鉴于微创手术存在复发、神经损伤等潜在风险，术前严格挑选手术对象是非常有必要的。需要提到的是，微创手术具有一定的局限性，尚不能完全取代传统开放手术。尤其对于特殊类型的腰椎间盘突出，如椎体后缘骺环离断、高位腰椎间盘突出症、巨大腰椎间盘突出症、腰椎间盘突出合并椎管狭窄、腰椎滑脱、腰椎结构不稳等，开放腰椎融合手术仍然有不可替代的优势。

参考文献

1. CHEN C, FAN P, HUANG L, et al. Percutaneous endoscopic lumbar discectomy as an emergent surgery for cauda equina syndrome caused by lumbar disc herniation [J]. Pain physician, 2020, 23 (3), E259 – E264.

2. 鞍安民，陈仲. 腰椎间盘突出症三术式远期疗效的比较 [J]. 中华骨科杂志，1998, 18 (12)：711 – 714.

3. 彭宝淦，贾连顺. 腰椎间盘突出症炎症机理研究概述 [J]. 中华外科杂志，1998, 36 (12)：724.

（许洋洋　整理）

笔记

病例 5　腰椎管狭窄症

病历摘要

【基本信息】

患者，老年女性。

主诉：腰痛伴右下肢疼痛 6 年余。

现病史：患者 6 年前无明显诱因出现腰部疼痛，伴右腿麻木及酸胀感，沿右大腿外侧、小腿后外侧至足内侧、后侧。好发于行走及长时间站立后，至多步行 200 米左右出现小腿酸胀感，行走困难，休息 10 余分钟后可缓解。2 年前患者腰部及右下肢疼痛等症状较前加重，开始出现左侧大腿外侧疼痛，行走距离大致同前，遂于外院就诊，腰椎 MRI 检查提示腰椎间盘突出，腰椎管狭窄，腰椎滑脱。间断予以对症止痛、理疗、封闭、小针刀等治疗，效果不佳，为进一步求治遂来我院。

既往史：高血压病史，口服药物控制可；糖尿病病史 2 年，未规律服药及检测血糖。2 年前因甲状腺功能亢进症行甲状腺部分切除，长期口服"优甲乐"。

个人史：无特殊。

【专科查体】

脊柱生理曲度大致正常，L_4 棘突有压痛、叩击痛，双下肢直腿抬高试验（－），加强试验（－），四肢肌力、肌张力、病理征均未发现明显异常。

【辅助检查】

腰椎 X 线片：腰椎退变性骨关节病，L_4 椎体轻度后滑。

腰椎 MRI（图 5-1）：$L_{4\sim5}$ 椎间盘突出，双侧神经根受压，$L_5 \sim S_1$ 椎间盘突出双侧神经根受压，$L_{3\sim5}$ 水平椎管狭窄。

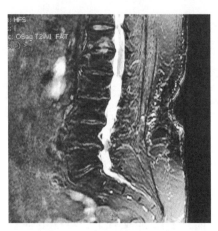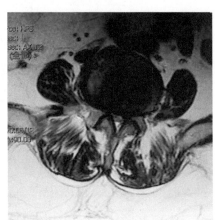

图 5-1 腰椎 MRI 矢状位及冠状位图像

【诊断】

腰椎管狭窄症，腰椎退变性滑脱，高血压病三级（很高危组），2 型糖尿病，甲状腺功能亢进症术后。

【治疗经过】

入院后完善常规术前检查，监测血压、空腹血糖、甲状腺功能，完善术前评估后，于 2019 年 3 月 1 日行 $L_3 \sim S_1$ 椎管减压、$L_3 \sim S_2$ 椎弓根螺钉内固定、腰椎后外侧融合术（posterolateral lumbar fusion，PLF）。手术过程顺利，术后患者双下肢活动良好，返回病房。患者术后恢复良好，术后第 2 天顺利佩戴支具下床活动，术后第 8 天出院。

【随访】

术后 1 个月电话随访患者，一般情况良好，佩戴支具活动可，

腰部切口局部麻木不适，余恢复良好。

病例分析

该患者为老年女性，病史 6 年余，表现为逐渐加重的腰痛伴双下肢疼痛、麻木，间歇性跛行。随着病情不断进展，患者跛行距离逐渐缩短，症状进行性加重，影响生活，遂来就诊。

腰椎管狭窄症体格检查的特点为阳性体征较少，表现为症状重、体征轻，多数患者查体无阳性体征，一般无感觉障碍，肌力及反射正常，直腿抬高试验阴性，部分患者腰椎后伸时可感腰骶部痛，下肢痛、麻木。

影像学检查提示，X 线片可见椎体后缘增生、椎板间隙狭窄、椎间高度降低等退行性改变，发育性椎管狭窄者正位片可见两侧椎弓根间距狭小、小关节肥大且向中线移位，椎板间隙狭窄者侧位片表现为椎弓根发育短，关节突大，椎间孔小。CT 扫描检查能清晰地显示腰椎各横截面的骨与软组织结构，尤其是关节突、侧隐窝、椎间盘和椎管内外等结构，CT 扫描对于侧隐窝狭窄的诊断有重要参考价值，其可从横截面观察侧隐窝形态并能测量矢状径的大小。MRI 对骨性椎管的显示不如 CT，但可更好地显示黄韧带、椎间盘等软组织，反映椎管的狭窄程度。

腰椎管狭窄症需要与腰椎间盘突出症、腰椎关节突关节综合征、闭塞性脉管炎的血管性间歇性跛行、脊髓源性间歇性跛行等疾病相鉴别。应将病史、临床表现、影像学检查相结合，仅有影像学的狭窄只能称为腰椎管狭窄，不能称为腰椎管狭窄症。

腰椎管狭窄症的手术指征：①经正规的非手术治疗无效；②自觉症状明显并持续加重，影响正常生活和工作；③有明显的神经根

笔记

痛和明确的神经功能损害，尤其是有严重的马尾神经损害；④进行性加重的滑脱、侧凸伴相应的临床症状和体征。

腰椎管狭窄症患者通常为中老年，病史往往较长，相较于比较严重的症状，临床阳性体征较少，因此该疾病诊断需要结合CT和MRI的检查结果，在诊断不清时，需先排除需要与之鉴别的疾病，必要时可提请多学科会诊。

在治疗腰椎管狭窄时需要有整体思维，脊柱作为一个整体，腰椎退变及狭窄预示颈椎可能同样存在问题，临床工作中需注意避免漏诊。

李淳德教授病例点评

腰椎管狭窄症是一种临床综合征。普遍认可的定义为除导致腰椎管狭窄的独立临床疾病以外的任何原因引起的椎管、神经根管、椎间孔等任何形式的狭窄，并引起马尾神经受压或者神经根受压。根据其不同病因可以分为先天性、发育性和继发性椎管狭窄，后者包括退行性、医源性、创伤性和其他椎弓根峡部裂并椎体滑脱等所致的椎管狭窄。临床上多见的为退行性椎管狭窄。依据椎管狭窄部位可分为中央型狭窄、神经根管狭窄和侧隐窝狭窄。

由于本病为退行性疾病，发病年龄多为中老年，往往有腰痛多年，而后出现一侧或双侧下肢痛，每次站立或行走后疼痛加重，伴有感觉异常。除了有疼痛、麻木症状外，亦可因步行距离增加而感小腿乏力，休息数分钟后可缓解，因此称之为神经源性间歇性跛行，这也是本病的一个特征性表现。

腰椎管狭窄症症状较轻时可行保守治疗，15%～25%的患者临床症状有自限性。保守治疗的方法包括休息、消炎、止痛、理疗、腰背肌锻炼、局部封闭，可辅以活血化瘀中药、物理疗法等，有助于缓解症状，改善生活质量。经保守治疗无效，腰骶部疼痛较重，有明显的间歇性跛行，影像学提示椎管狭窄严重者，可行手术治疗。手术治疗原则：近年来多强调针对不同病因采用不同手术方法和手术有限化原则，不主张单一的大范围减压的手术方法。在确保疗效的前提下，应尽量减小减压范围，以尽可能小地影响脊柱的稳定性，并非减压范围越大，切除结构越多就越彻底。减压是否达到要求，可参照以下标准：①受压硬膜完全膨胀；②神经根无紧张状态；③侧隐窝完全开放；④必要时神经根自硬膜囊发出至椎间孔完全显露。

手术方式选择：①全椎板切除术，适用于多种原因造成的单一节段严重中央椎管狭窄，多节段多平面的严重狭窄，狭窄阶段腰椎不稳，需要植骨融合内固定。②半椎板切除术，适用于单侧侧隐窝狭窄和神经根管狭窄及关节突肥大、中央型狭窄、对侧无症状者。③椎板间扩大开窗术，适用于单一侧隐窝狭窄者。④显微外科技术，一般认为其适用于单节段开窗治疗单纯侧隐窝狭窄症，中央管狭窄、椎间隙过度狭窄、严重小关节增生及移位患者慎用。⑤植骨融合内固定术，依据不同的临床表现及病变特点决定手术方式，广泛切除椎板和关节突关节已不可取，但充分的减压是必要的。内固定以短节段椎弓根固定为宜，避免长范围固定。

参考文献

1. ALVAREZ J A, HARDY RH J R. Lumbar spine stenosis: a common cause of back and leg pain [J]. Am Fam Physician, 1998, 57 (8): 1825 – 1834, 1839 – 1840.

2. ZAINA F, TOMKINS-LANE C, CARRAGEE E, et al. Surgical versus non-surgical treatment for lumbar spinal stenosis [J]. Cochrane Database Syst Rev, 2016, 2016

（1）：CD010264.

3. 王波，刘海鹰，王会民，等. 后路腰椎间融合治疗腰椎管狭窄症患者腰痛的疗效分析 [J]. 中国矫形外科杂志，2009，17 （21）：1603 – 1605.

4. 李淳德，孙浩林，于峥嵘. 腰椎棘突间固定对邻近节段刚度影响的生物力学研究 [J]. 北京大学学报 （医学版），2011 （5）：657 – 660.

（许洋洋　整理）

病例 6　腰椎滑脱症、峡部裂

病历摘要

【基本信息】

患者，中年女性。

主诉：腰痛 3 月余，加重 1 个月。

现病史：患者 3 个月前有明显诱因出现腰痛，卧床休息后逐渐缓解，当时未予重视，此后逐渐出现腰部疼痛加重，久坐、站立行走后明显，休息后好转，口服止痛药、针灸、推拿、外用膏药等治疗后症状可有好转。近 1 个月来劳累后出现腰背痛加重，腰部活动受限，伴有腰骶部酸胀感，久坐久站后可出现右侧大腿、小腿后外侧的麻木感。就诊于我院门诊，行腰椎 MRI 检查，提示腰椎滑脱。为进一步治疗入院。

既往史：10 年前因外伤导致右掌韧带断裂，行韧带重建术，术后右手功能正常。

个人史：无特殊。

【专科查体】

脊柱生理曲度大致正常，脊柱前屈、后伸及左右旋转功能无明显受限，各棘突椎旁压痛不明显，无叩痛，痛觉正常，肌力及反射正常，肌张力正常。双侧 Eaton 试验（－），双侧压颈试验（－），双下肢直腿抬高试验（－），加强试验（－），双下肢骨神经牵拉试验（－）。双侧膝髋关节活动度良好，未见明显异常。双

笔记

侧足背动脉搏动良好。

【辅助检查】

腰椎正侧位 X 线片（图 6-1）：L_5 椎体向前滑脱 Ⅱ 度，L_5 椎弓峡部裂。腰椎双斜位提示 L_5 双侧峡部裂。

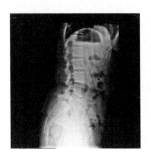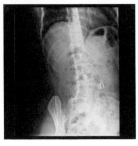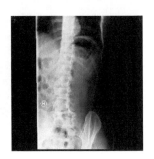

图 6-1　腰椎 X 线片

腰椎 CT 平扫（图 6-2）：L_5 椎体前缘向前滑脱（Ⅱ 度），L_5 双侧椎弓峡部裂，椎间孔狭窄，$L_5 \sim S_1$ 双侧神经根受压。$L_{4\sim5}$、$L_5 \sim S_1$ 椎间盘膨出。

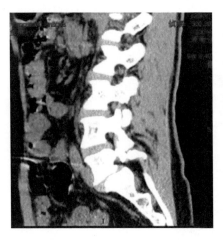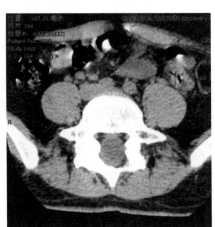

图 6-2　腰椎 CT

【诊断】

L_5 双侧椎弓峡部裂，腰椎滑脱（L_5，Ⅱ 度）。

【治疗经过】

入院完善常规术前准备，排除手术禁忌后，于2019年3月7日在全身麻醉下行 $L_5 \sim S_1$ 经椎间孔腰椎椎间融合术（transforaminal lumbar interbody fusion，TLIF），术中探查发现 L_5 双侧峡部裂，椎板及棘突浮动，椎体明显前滑，L_5 上关节突发育狭小。手术过程顺利，出血少，患者术后恢复良好，术后第6天顺利出院。

【随访】

术后半年电话随访，患者术后恢复良好，恢复正常生活，无特殊不适。

病例分析

腰椎滑脱是指腰椎相邻两椎骨之间出现相对位置的滑移。临床常见的腰椎滑脱有两类：①退变性腰椎滑脱，由腰椎间盘退变、椎间隙变窄引起，出现腰椎间盘突出症或者腰椎管狭窄症表现；②腰椎椎弓峡部裂并腰椎滑脱，由椎弓上下关节突之间峡部出现裂缝或骨折，后部阻挡作用消失，椎体向前滑移，而椎板、棘突等结构维持原位引起。导致峡部裂的病因有先天性发育异常、遗传性骨骼发育异常、疲劳骨折、创伤。

腰椎滑脱患者临床主要表现为下肢放射性疼痛，严重者可出现间歇性跛行。腰椎滑脱症以中老年多见，约占腰腿痛患者总数的5%，由于其起病多隐匿，早期无特异性表现，随着椎间盘退变及腰部肌肉劳损而逐渐出现腰椎不稳，导致神经功能损害及邻近节段的退变。

本例患者为中年女性，既往无外伤史，腰背痛反复发作，症状进行性加重，劳累或负重后疼痛加重，卧床休息后缓解，结合影像学资料，诊断腰椎滑脱症、腰椎峡部裂。

本疾病的诊断需要结合体格检查及影像学资料，影像学检查包括腰椎正侧位 X 线、腰椎双斜位 X 线、腰椎过伸过屈位片、腰椎 CT、腰椎 MRI 等。腰椎侧位片可判断腰椎滑脱的分型及分度，常用的分型为 Wiltse 分型，包括：Ⅰ型，发育不良型；Ⅱ型，峡部异常型（ⅡA 应力骨折致峡部裂，ⅡB 峡部延长，ⅡC 急性骨折致峡部裂）；Ⅲ型，退变性滑脱；Ⅳ型，创伤性滑脱，峡部附近后部结构骨折；Ⅴ型，病理性滑脱。腰椎滑脱分度常用 Meyerding 法，即将下位椎体上缘分为 4 等份，根据椎体相对下位椎体前滑程度分为 Ⅰ～Ⅳ度。典型的峡部裂可在双斜位 X 线上看到"项圈征"，在 X 线难以分辨时，需要结合腰椎 CT 进一步明确诊断。腰椎 MRI 除可以进一步明确神经根、脊髓等受压情况，还有助于鉴别结核、肿瘤等病理性改变。

症状性峡部裂或腰椎滑脱的主要治疗方法是保守治疗，包括减少负荷、锻炼腹部和背部肌肉、局部激素或麻醉药物注射、理疗、佩戴软质腰围和口服止痛药物等。在某些情况下，建议患者改变工作环境。另外，很重要的是要充分告知患者该疾病的特征及自然病程。对于既往健康的成人，告知其椎弓峡部"骨折"并已造成"椎体移位"，对患者的心理冲击是十分巨大的。要向患者充分告知该疾病的良性自然病程和自我稳定趋势。

手术指征为保守治疗无效的严重腰背痛和（或）下肢放射痛，显著影响患者的日常生活。

具体手术方式的选择根据术前检查结果而定。对以腰痛为主的患者，可选择椎弓根螺钉联合后外侧植骨融合术。如果以根性症状为主，则应行减压手术（Gill 术式）。手术过程中整个椎板及双侧峡部裂处假关节瘢痕需彻底清除，充分暴露神经根。在一些患者中，神经根可能被椎弓根卡压，需切除椎弓根的内侧及上半部分以实现神经根的彻底减压。如减压后局部不稳定，需辅以内固定。是否需要融合滑脱上位节段取决于其具体情况。

近年来由于脊柱微创新技术不断发展，微创脊柱外科也获得了长足进步，有代表性的技术包括腹腔镜下腰椎滑脱前路手术、经皮腰椎体间融合术、内镜下腰椎滑脱后路手术等，具体应用指征仍在不断探索中。

李淳德教授病例点评

峡部裂是腰椎滑脱症的常见原因之一，儿童和成人均可发生。峡部裂的儿童发生率约44%，成人约6%。一般来说，该疾病表现为良性的自然病程。大多数患者出现轻度或中度腰椎滑脱，多数患者无症状或仅有轻微症状。儿童和青少年的轻度腰椎滑脱以非手术治疗为主。年幼的孩子在生长高峰前后需密切影像学随访以检查有无进展。如果滑脱超过25%，则可考虑做节段融合手术。对于滑脱不超过50%的患者，首选非内固定的后外侧融合术。严重滑脱患者（＞50%）需行前路椎体间融合术或前路联合融合术，以防止滑脱进展及腰骶部畸形加重。原位融合临床满意率为80%～90%，无证据显示滑脱复位优于原位融合。对于滑脱完全脱位、严重神经功能损害及脊柱失平衡者可考虑行滑脱复位术。

对于成人患者，仔细分析患者的问题以确定疼痛的来源和除外非器质性症状及社会环境因素的影响至关重要。如果疼痛较轻，以非手术治疗为主；如果症状持续并严重影响日常活动，可考虑手术治疗。如果以根性症状为主，需行减压手术减压（Gill 手术）。椎

笔记

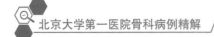

弓根螺钉内固定辅助的后外侧融合术，融合率可达90%。一般不建议行滑脱复位。预后情况在很大程度上与患者选择有关，对于严重的滑脱患者，可以考虑行椎体切除术。

参考文献

1. BERGER R G, DOYLE S M. Spondylolysis 2019 update ［J］. Curr Opin Pediatr, 2019, 31（1）：61－68.

2. HU S S, TRIBUS C B, DIAB M, et al. Spondylolisthesis and spondylolysis ［J］. J Bone Joint Surg Am, 2008, 90（3）：656－671.

3. 肖文德，周初松，靳安民，等. PLF 与 PLIF 治疗峡部裂性腰椎滑脱的疗效比较 ［J］. 中国骨与关节损伤杂志，2006, 21（7）：508－510.

（许洋洋　整理）

第三节　胸椎病例

■ 病例7　胸椎黄韧带骨化症

病历摘要

【基本信息】

患者，男性，50 岁。

主诉：双下肢麻木 6 个月，加重伴无力 3 个月。

现病史：患者 6 月余前无明显诱因出现双下肢麻木，具体部位为双侧大腿及小腿内侧，呈持续性，左侧较重，与体位及活动无明显相关。近 3 个月患者无明显诱因双下肢麻木症状加重，自觉行走后双下肢无力，步行超过 200 米时无力症状显著，伴行走踩棉花感。就诊于外院行胸椎 MRI，提示 $T_{9\sim10}$、$T_{10\sim11}$ 黄韧带肥厚，以 $T_{9\sim10}$ 为著，相应节段椎管狭窄，脊髓受压变性。为进一步诊治收入院。

既往史：无特殊。

个人史：无特殊。

【专科查体】

双侧大腿及小腿内侧痛觉感觉减退，双侧髂腰肌肌力 4 级，双侧股四头肌肌力 4 级，双侧膝腱反射亢进，双侧 Babinski 征（+）。

【辅助检查】

相关影像学检查见图 7-1 至图 7-7。

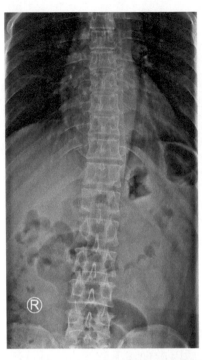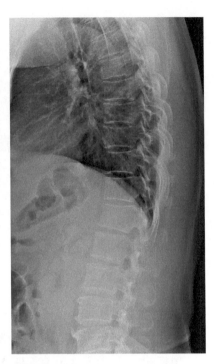

图 7-1　术前胸腰段正侧位 X 线片：胸腰段退行性骨关节病

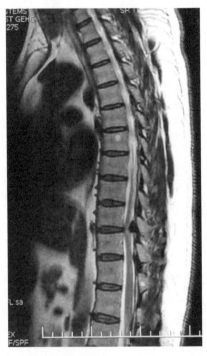

图 7-2　术前胸椎 MRI 矢状面：$T_{9\sim10}$ 双侧、$T_{10\sim11}$
双侧黄韧带肥厚，$T_{9\sim10}$ 水平胸髓受压

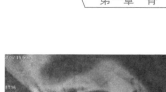

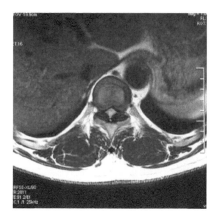

图7-3 术前胸椎 MRI $T_{9~10}$横截面

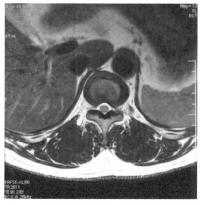

图7-4 术前胸椎 MRI $T_{10~11}$横截面

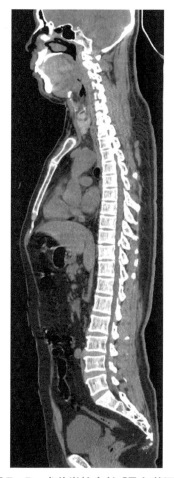

图7-5 术前脊柱全长 CT 矢状面：
$T_{9~10}$双侧、$T_{10~11}$双侧
黄韧带肥厚伴骨化，相应椎管狭窄

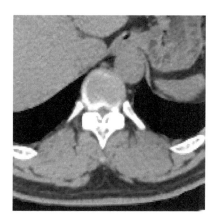

图7-6 术前脊柱全长 CT
$T_{9~10}$横截面

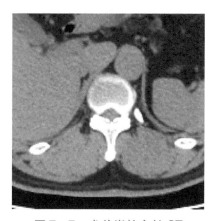

图7-7 术前脊柱全长 CT
$T_{10~11}$横截面

笔记

【诊断】

胸脊髓压迫症，胸椎黄韧带骨化症。

【治疗经过】

完善相关术前检查，未见手术禁忌，于手术室在全身麻醉下行 $T_{9\sim11}$ 椎管减压 PLF 术。手术时间 2 小时 30 分，术中出血 200 mL，完整切除骨化黄韧带，无脑脊液漏等并发症。术后患者双下肢麻木症状明显缓解，留置伤口引流管 4 天，术后第 6 天出院。术后胸腰段正侧位片见图 7-8。

【随访】

术后 1 年随访，患者双下肢麻木及无力症状完全缓解。

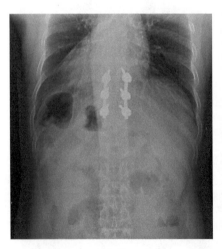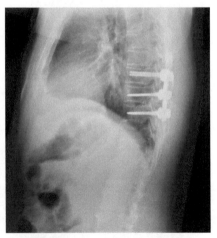

图 7-8 术后胸腰段正侧位片

病例分析

黄韧带骨化是较常见的脊柱病变，是胸椎管狭窄症的重要病因之一。日本调查显示胸椎黄韧带骨化发生率高达 5%～25%，男性高于女性，比例为（2～3）:1。其发生机制尚不清楚，可能与年龄、种族、内分泌及代谢异常、遗传等因素有关。胸椎黄韧带骨化多见于 50 ~ 70 岁的中老年人，高发节段为 T_{8-9} ~ T_{11-12}，可为单发或多节段跳跃，常伴有其他韧带骨化、关节突关节增生肥大、椎体增生等退行性改变。研究显示约 50% 的胸段脊髓损伤是由胸椎黄韧带骨化引起的。

胸椎黄韧带骨化症的临床表现主要为脊髓压迫症状，通常表现为由胸椎管狭窄引起的一系列脊髓及神经根受压的症状和体征，病程长短不一。发病比较隐匿，初期表现为腰背部疼痛、双下肢麻木、僵硬、无力及感觉异常；进展期发展为单侧或者双侧下肢无力、跛行、步行困难，行走时有踩棉花感；严重时可发生上运动神经元性瘫痪，并伴大小便功能障碍。刺激肋间神经可出现胸腹部束带状疼痛和压迫感。查体可存在感觉障碍平面、下肢肌张力增高、腱反射亢进、Babinski 征阳性等表现。

诊断胸椎黄韧带骨化的主要方法为 CT 和 MRI 检查。X 线对早期病变诊断难度较大。CT 可以明确胸椎黄韧带骨化的具体部位和性质，表现为沿椎板凸向椎管内的高密度条状影和上下椎板骨桥形成。MRI 在胸椎黄韧带骨化诊断中具有重要意义，其可以清晰地判断椎管狭窄及脊髓受压程度，为首选的检查方法。典型的 MRI 表现为椎管内硬膜囊背侧类圆形突出影，T_1、T_2 相均为低信号。当椎管狭窄程度越重，T_2 相髓内出现高信号，提示脊髓出现不可逆损伤的风险越高。

对于非进展、无脊髓损伤的胸椎黄韧带骨化患者，可以采用保守治疗。一旦患者出现脊髓压迫症状，则建议选择手术治疗。手术须彻底去除神经压迫、恢复椎管的正常大小，同时需保持脊柱的稳定，维持脊柱的正常生理功能。常用的切除减压术包括全椎板（椎管后壁）切除减压术、椎板切除减压术。对于多节段黄韧带骨化并伴有硬膜骨化的病例，宜采用椎管后壁切除减压术治疗；而对于单节段黄韧带骨化病例，可选择椎板切除减压术或微创的手术方案治疗。确认责任节段后，以高速磨钻在双侧椎板小关节内侧缘纵行开槽，磨透椎板全板及黄韧带骨化灶，暴露硬脊膜囊外侧，切断上下棘间韧带和黄韧带，上提椎板，用神经剥离子分离骨化黄韧带与硬脊膜的粘连，必要时使用尖刀锐性分离，最终将椎板、黄韧带整块切除。在减压的同时，根据脊柱的稳定性和生理功能要求，以及考虑远期骨化灶再生的预防，需采用内固定融合术。胸椎椎管的管径相对于颈椎和腰椎椎管较为狭窄，当发生胸椎管狭窄症时，脊髓常常受压显著，难以耐受因手术操作力量过大带来的刺激，且骨化的韧带与硬膜之间紧密粘连，甚至可发生硬膜骨化，术中切除骨化黄韧带时易撕破硬膜造成脑脊液漏和神经损伤，因此胸椎管狭窄症的手术治疗风险较大且难度更高。术中在彻底减压的同时，术者需尽可能少且轻微地接触脊髓，术中可予甲泼尼龙500 mg静脉冲击，以降低术中脊髓水肿及缺血再灌注损伤的发生率。

随着微创脊柱外科技术的发展，目前也有学者采用经皮脊柱内镜技术治疗胸椎黄韧带骨化症。内镜技术手术切口小，恢复快，术后并发症较少。全程内镜下操作，可清晰观察到椎管内结构，减少脊髓、神经及硬膜损伤，对椎旁肌肉组织和脊柱稳定性影响小的同时能够有效减压。但由于胸椎黄韧带骨化部位、形状、大小因人而异，对内镜通道的入路建立及手术方法等要求较高，且内镜手术学习曲线陡峭，手术难度更高，因此要求术者需要具有丰富的内镜经验。

该患者有下肢麻木无力症状，查体可见下肢肌力下降、腱反射亢进、病理征阳性，影像学检查可见 $T_{9\sim10}$、$T_{10\sim11}$ 黄韧带骨化，MRI 检查可见 $T_{9\sim10}$ 节段 T_2 相髓内高信号，脊髓受压显著，手术指征明确。术中切除 $T_{9\sim11}$ 节段椎管后壁，仔细分离骨化黄韧带与硬膜的粘连，充分减压，并行椎弓根钉内固定重建脊柱稳定性。术后随访患者恢复良好。

于峥嵘教授病例点评

胸椎黄韧带骨化症以下胸椎受累多见，患者表现为脊髓压迫症状，通过感觉平面等定位体征结合影像学明确责任病灶尤为重要。通常需行手术治疗，手术的目的为充分减压并保留脊柱稳定性。

胸椎黄韧带骨化症合并硬膜骨化并不少见，手术治疗易出现脑脊液漏等并发症。术中细致操作、避免触碰脊髓是降低神经损伤发生率的关键。

参考文献

1. 陶晓晖，袁强，崔冠宇，等. 胸椎黄韧带骨化症后路骨化灶切除减压内固定术 [J]. 骨科临床与研究杂志，2019，4（3）：182－186.

2. 吴德鹏，裴磊，袁伟，等. 胸椎黄韧带骨化症的临床特点及手术治疗 [J]. 中华骨与关节外科杂志，2018，11（1）：30－34.

3. 王可然，廖从刚，高翔，等. 经皮脊柱内镜治疗胸椎黄韧带骨化症的临床研究 [J]. 中国骨与关节杂志，2019，8（2）：92－97.

（赵耀 李淳德 整理）

笔记

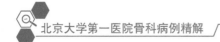

第四节　脊柱侧弯病例

病例 8　半椎体畸形（头盆环牵引）

病历摘要

【基本信息】

患者，男性，14 岁。

主诉： 发现脊柱畸形 9 年。

现病史： 患者 9 年前无明显诱因出现脊柱畸形，表现为脊柱后凸及左侧凸，7 年前畸形逐渐加重，自觉活动较长时间后呼吸困难、下肢无力及腰背疼痛。患者食欲差。

既往史： 无特殊。

个人史： 无特殊。

【专科查体】

脊柱左侧弯、后凸畸形，脊柱前屈、后伸及左右旋转明显受限。四肢痛觉、感觉、肌力及反射未见明显异常。

【辅助检查】

肺功能：通气功能显著减退属限制性障碍，肺活量下降，$FEV_1\%$ 83.67%，VC_{max} 1.27 L，VT 0.42 L，MVV 41.44 L/min，DLCO-SB 5.19。

ECG：窦性心律不齐。

术前相关检查见图8-1至图8-3。

【诊断】

胸椎侧后凸畸形（先天型），T_7半椎体畸形；肺功能不全，限制性通气功能障碍；窦性心律不齐。

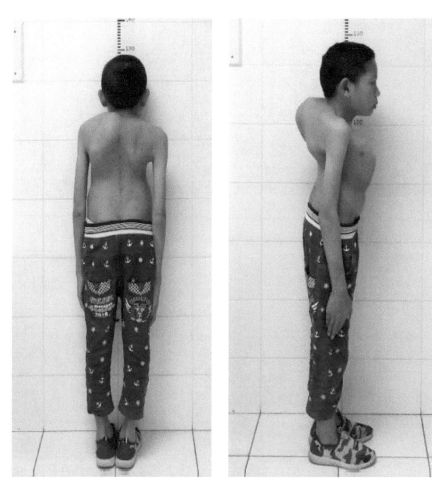

图8-1 术前大体照片

【治疗经过】

行一期头盆环牵引＋二期后路椎弓根钉内固定植骨融合术

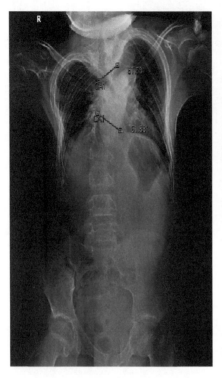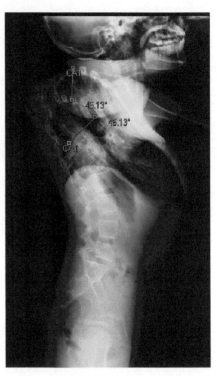

图8-2 术前X线片

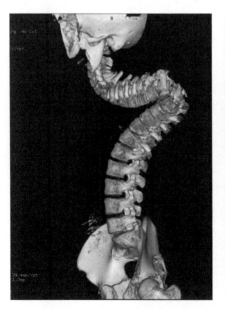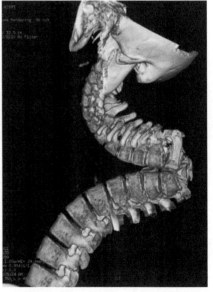

图8-3 术前CT三维重建

（$T_1 \sim L_3$）：一期头盆环牵引 58 天后行二期矫形手术。牵引 58 天后身高增高 22 cm，肺潮气容积 0.54 L，最大肺活量 1.6 L，用力肺活量 1.6 L，FEV_1/FVC 为 93.86%，最大通气量 57.36 L/min，DLCO SB 为 5.64。

术后相关检查图片见图 8-4 至图 8-6。

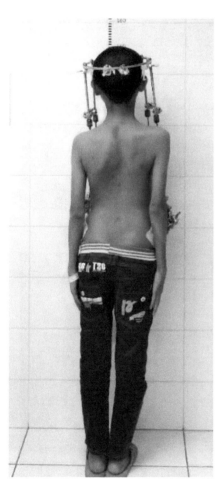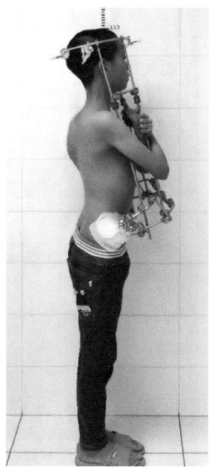

图 8-4　牵引后大体照

【随访】

术后半年随访，并行 X 线检查，见图 8-7。

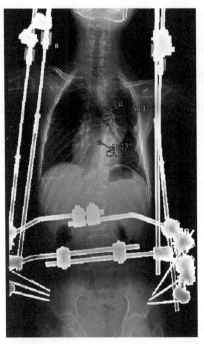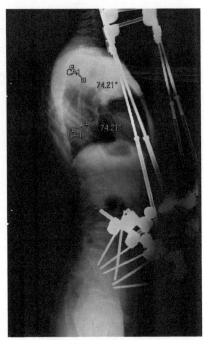

图 8-5　一期牵引后 X 线片

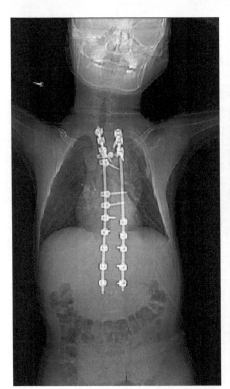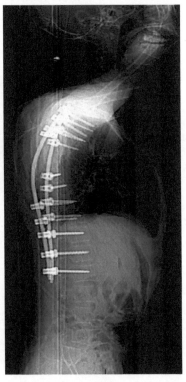

图 8-6　二期矫形术后 X 线片

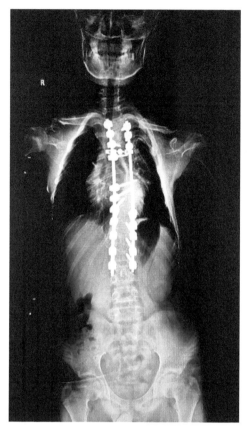
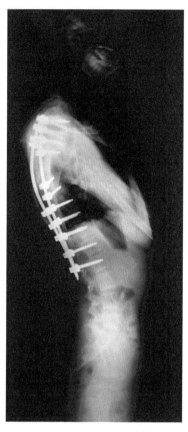

图 8-7 术后半年 X 线片

病例分析

先天性脊柱侧凸分为椎体形成缺陷（Ⅰ型）、分节缺陷（Ⅱ型）和混合型（Ⅲ型）三类。Ⅰ型包括半椎体（完全性）和楔形椎体（部分性），其中半椎体是指一侧椎体发育形成障碍而引起的椎体畸形。这种椎体畸形可导致脊柱侧凸、后凸、前凸等，可单独存在，也可多个并存，可以是平衡的，也可以是不平衡的，根据与脊柱的关系可以分为嵌合的或非嵌合的，根据与相邻椎体的关系可分为未分节、部分分节和完全分节等亚型，此外还有蝴蝶椎、同侧半椎体等特殊类型。其中一些畸形，如嵌合半椎体或平衡的半椎体预后良好，而脊柱一侧半椎体伴对侧有未分节骨桥时，畸形往往较严重且进展迅速。

半椎体是先天性脊柱侧凸最常见的类型，起初发展缓慢，青春期达到进展高峰。对于完全融合、没有生长能力的半椎体，如嵌合半椎体等稳定的半椎体一般不需要治疗。其余大多数半椎体非手术治疗往往无效，尤其是支具治疗后仍有进展者，应行手术治疗。手术治疗方式主要包括后路原位融合、后路融合＋器械矫形、前后路联合融合、凸侧骨骺阻滞术、半椎体切除术及截骨术。半椎体的存在和生长是引发并加重侧凸的主要因素，成角的胸腰段后凸畸形可以导致迟发的神经并发症，腰骶段的半椎体则因没有下代偿弯而易引起躯干失平衡。原位融合、凸侧骨骺阻滞和关节融合虽然可以阻止或减慢侧凸的进展，但矫形能力有限，结果难以预测。半椎体切除可以直接去除致畸因素，尤其是冠状面失衡的患者可即刻获得良好的矫形。

该患者为 T_7 半椎体畸形，在青春期脊柱畸形显著发展，目前为极重度脊柱侧后凸畸形，脊柱畸形严重影响患者胸、腹腔容积，导致患者明显的限制性通气功能障碍，手术指征明确。但患者畸形程度极大，一期矫形手术手术时间长、出血多、矫形创伤大，手术风险较大。如何通过较为安全的方式减轻矫形手术的风险是该病例的难点。

头盆环牵引技术通过旋转支撑棒螺母而逐渐延长支撑棒，从而提供安全、持续并且可控性较高的牵引矫正力。术前头盆环牵引能够使凹侧挛缩组织逐渐松弛，拉开小关节间隙、椎体间隙及椎板间隙，从而很好地降低脊柱僵硬程度。同时，牵引可以增加脊柱柔韧度，明显增加胸腔及腹腔容积，有效地改善患者的肺功能和消化功能，提升患者营养状况，并且可以分担矫形压力，降低二期手术矫形压力及手术难度，减少矫形手术时间及术中出血量，明显提高畸形矫正率。相对于重力牵引、股骨牵引及其他牵引方式，头盆环牵引装置构造简单，矫形效果明显，其效益经济比值更高。同时，头盆环牵引可以在矫形术中应用，对截骨矫形术后的患者仍然可以起到充分的固定作用。

该患者经过一期头盆环牵引配合二期矫形手术治疗后，脊柱冠状位、矢状位得到显著纠正，肺功能得到较好的改善。

王宇教授病例点评

对半椎体畸形的患者还应该检查有无合并其他畸形，先天性脊柱侧凸患者大多合并脊髓异常及其他系统畸形。半椎体伴对侧骨桥的患者多存在脊髓内异常，如半椎体在颈椎或胸椎则并椎管内异常的可能性更大，对此类患者应行 MRI 或 CT 三维重建检查。脊柱侧凸手术的最终目的应该是获得脊柱平衡、防止侧凸进展、减少神经并发症的发生、在侧凸失代偿前最大限度地矫正侧凸并尽量缩短矫形融合的范围。

头盆环作为一种古老的牵引装置，构造简单、价格低廉，可以给重度脊柱畸形的患者提供有效、持续、可控的矫正力度。相对于其他类型的 Halo 牵引架，其效果可靠、并发症少。一期头盆环牵引可以有效地改善患者心肺功能及消化系统功能，降低二期矫形术中风险，提高矫正效率，术后患者可以更早地进行康复训练，从而达到更好的矫正效果。

参考文献

1. 丁立祥，邱贵兴，王以朋. 半椎体所致先天性脊柱侧凸的手术治疗 [J]. 中华骨科杂志，2004，24（5）：309 - 312.

笔记

2. 仉建国，邱贵兴，刘勇，等. 前后路一期半椎体切除术矫治脊柱侧后凸［J］. 中华骨科杂志，2004，24（5）：257 - 261.

3. 徐贝宇，漆龙涛，王宇，等. 短期头盆环牵引配合手术治疗重度脊柱畸形的临床疗效［J］. 北京大学学报（医学版），2020，52（5）：875 - 880.

（徐贝宇　整理）

病例 9 神经肌肉病侧凸

病历摘要

【基本信息】

患者，男性，8岁。

主诉： 行走无力3年伴脊柱畸形2年。

现病史： 患者于3年前发现走路不稳并且呈进行性加重，2年前发现脊柱侧弯畸形，向左侧凸明显，进行性加重。

既往史： 无特殊。

个人史： 无特殊。

【专科查体】

四肢肌肉萎缩、四肢肌张力低、面部肌无力，三角肌肌力4级（双），肱三头肌肌力4级（双），指屈肌肌力4级（双），肱二头肌肌力4级（双），胫骨前肌肌力4级（双），腓骨长短肌肌力4级（双）；腰椎前凸增大、脊柱活动明显受限；骨盆前倾、右高左低；右侧翼状肩、双侧髋关节挛缩、双侧马蹄内翻足。

【辅助检查】

ABG：pO_2 97.8 mmHg，pCO_2 36.5 mmHg，SO_2 98%。

肺功能：混合型肺通气功能障碍，VC_{max} 1.23（65.6%）；FEV_1 1.09（72.2%）。

UCG：未见明显异常，EF 70.9%。

基因检查：面肩肱肌营养不良。

术前X线检查见图9-1。

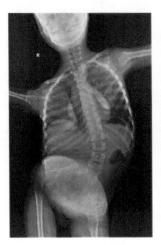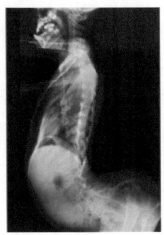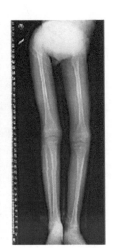

图 9-1 术前 X 线片

【诊断】

神经肌肉型脊柱侧弯畸形，面肩肱肌营养不良，肺功能不全，双侧髋关节重度挛缩，双侧跟腱中度挛缩，右侧翼状肩胛，双侧马蹄内翻足。

【治疗经过】

一期行 $T_6 \sim S_2$ 脊柱畸形矫形术，二期行双侧股直肌、缝匠肌肌腱松解术。术后 X 线检查见图 9-2。

【随访】

术后半年随访，并行 X 线检查，见图 9-3。

病例分析

神经肌肉型脊柱侧凸是由一组肌神经性疾病引起的冠状面的脊柱畸形。这些疾病可发生于大脑、脊髓、周围神经、神经-肌肉连接和肌肉等部位，导致头部失控、颈部和躯干失平衡及不协调等。

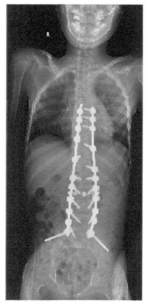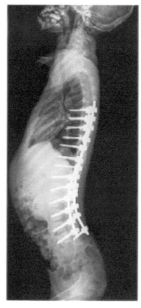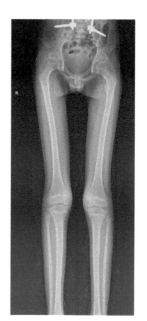

图 9-2　术后 X 线片

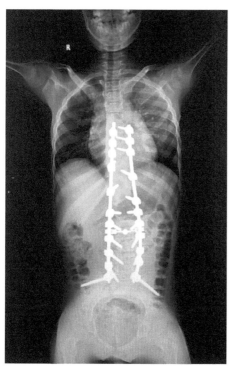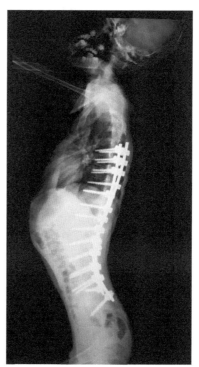

图 9-3　术后半年 X 线片

虽然致病原因较多及每个患者的表现多不一致，但在基本特征、发病形式、评估及处理等方面有许多共同点。其手术治疗在许多时候，由于额外的因素比特发性脊柱侧凸更复杂，具有更高的风险性。国际脊柱侧凸研究会将可以引起神经肌肉型脊柱侧凸的疾病分为神经源性及肌源性两大类。

神经肌肉型脊柱侧凸通常发病较早，在生长期呈快速发展，而在骨骼成熟后仍继续发展，弯曲多数较长，呈"C"形，并累及到骶骨，往往合并骨盆倾斜，脊柱后凸畸形也较常见；有时为脊柱坍塌，需双手支撑才能保持坐立平衡，并有背痛。由于患者活动受限及存在原发病，多有营养不良、心肺功能障碍、胃肠道功能障碍、全身状况差等表现，并多合并有髋脱位、下肢的畸形及运动功能的丧失。

该患儿是面肩肱肌营养不良所致的脊柱畸形。面肩肱肌营养不良以非对称性面部、肩带肌和上肢肌肉的进行性萎缩为特征。患儿营养状况较差，重度肺功能不全，保守治疗效果不佳。同时伴有髋关节周围肌群挛缩，手术风险极大。其治疗需依靠多学科交叉合作，包括儿科医师对于原发病的控制和营养支持，以及康复医学科医师对于术前、术后四肢肌力的康复训练及支具矫形，同时呼吸内科医师对于患儿呼吸功能的监测及呼吸锻炼至关重要，矫形手术同样需要麻醉科医师对于麻醉风险的控制。

手术治疗方式主要是对弯曲的脊柱进行可靠的固定及融合，使脊柱在水平的骨盆上达到冠状面和矢状面上的平衡及保持坐立的平衡，使患者的脊柱功能及健康状况得到改善。对多数神经肌肉型脊柱侧凸患者，单靠保守及支具治疗很难控制其畸形的发展，因此，手术治疗往往是必要的。手术指征随患者的诊断而有所不同，但主要包括脊柱侧凸和后凸畸形呈进行性加重、背痛和坐立困难、呼吸功能失代偿及神经系统的变化等。此类患者潜在的问题较多，术前需要全面的功能评价和充分的准备，否则会给手术带来高风险及增加并发症。主流观点认为，神经肌肉型脊柱侧凸应被固定到骨盆及融合到骶骨以取得骨盆的控制，只有固定到骨盆才能维持脊柱弯曲的矫正，同时纠正倾斜的骨盆，保持躯干的直立和坐姿的平衡，减少假关节的发生。骨盆倾斜往往是一个三维的结构畸形，治疗应在三个平面上矫正，这样才能达到比较好的效果。

李淳德教授病例点评

神经肌肉型脊柱侧凸的治疗仍是一个比较棘手的问题，面临着许多挑战。其诊治重在早发现、早治疗，坚持以儿科、呼吸科、康复科及骨科为中心的多学科综合治疗。骨科手术干预需要严格把握手术指征，主要目的在于疾病后期矫正畸形，尽可能恢复功能，从而提升患者生活质量。

参考文献

1. 张伯锋. 神经肌肉型脊柱侧凸的治疗 [J]. 中国脊柱脊髓杂志，1999，9（3）：165 – 166.

2. 叶启彬. 脊柱侧弯外科学 [M]. 北京：中国协和医科大学出版社，2003.

（徐贝宇　整理）

▉ 病例 10　特发性脊柱侧凸

📋 病历摘要

【基本信息】

患者，女性，18 岁。

主诉：发现脊柱侧弯 10 年。

现病史：患者 10 年前无明显诱因出现脊柱畸形，之后进行性加重，运动耐量欠佳，跑步后胸闷明显。

既往史：无特殊。

个人史：无特殊。

【专科查体】

脊柱右侧弯、后凸畸形，脊柱前屈、后伸及左右旋转明显受限。四肢痛觉、感觉、肌力及反射未见明显异常。

【辅助检查】

术前相关检查见图 10 - 1、图 10 - 2。

【诊断】

特发性脊柱侧凸。

【治疗经过】

患者入院后完善常规心肺检查及麻醉科会诊，除外手术禁忌后，行脊柱后路截骨矫形 + 椎弓根钉内固定植骨融合术（$T_3 \sim L_5$），以及 PSO 截骨和多处 SPO 截骨，术中自体血回输 600 mL，异体血输注 400 mL，术中出血 1300 mL，手术时间 450 min。

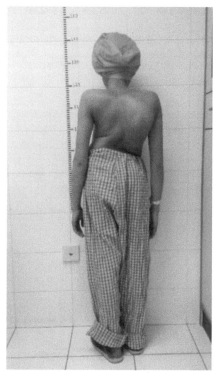
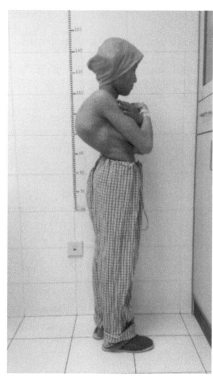

图 10 - 1　术前大体照

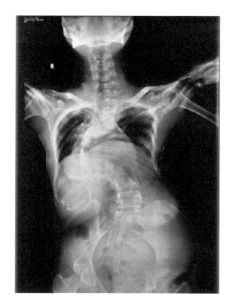
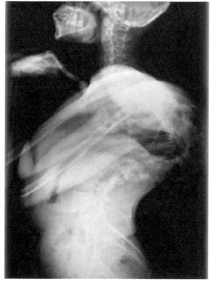

图 10 - 2　术前 X 线片

矫形术中全程使用神经电生理监护仪监测，保证体感诱发电位（somatosensory evoked potential，SEP）及运动诱发电位（motor evoked potential，MEP）均无异常变化。术后相关检查见图10 - 3、图10 - 4。

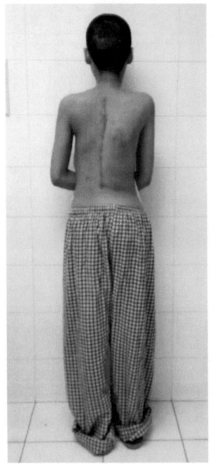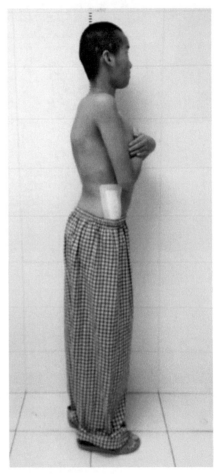

图 10 - 3　术后大体照

🔬 病例分析

特发性脊柱侧凸（adolescent idiopathic scoliosis，AIS）是小儿骨骼肌肉系统中最常见的畸形之一，也是脊柱畸形中最常见的类

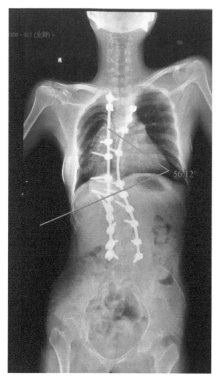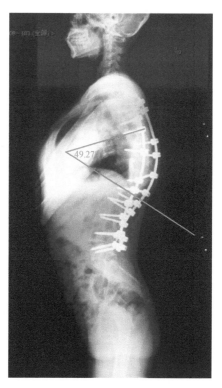

图 10 - 4　术后 X 线片

型。该病在青少年中的发病率为 2% ~ 4% ，占整个脊柱侧凸的
80% 。严重脊柱侧凸以女童多见。AIS 的病因学目前存在许多假说，
包括遗传、骨骼发育异常、内分泌和代谢系统异常、中枢神经系统
异常及结缔组织异常等。

　　AIS 的治疗可分为两大类，即非手术治疗和手术治疗。常见的
非手术治疗方法包括理疗、体操疗法、石膏、支具等，但最主要和
最可靠的方法是支具治疗。一般 20° 以内的特发性脊柱侧凸，可先
不予治疗，进行严密观察，如果每年加重超过 5° ，则应进行支具治
疗。首诊 30° ~ 40° 的青少年特发性脊柱侧弯，应立即进行支具治
疗，因为这一组患者 60% 以上会发展加重。青少年特发性脊柱侧凸
在胸弯大于 40° 、支具治疗不能控制、侧弯快速进展者及腰背疼痛
明显或者有神经压迫症状者中需要考虑手术治疗。

脊柱侧凸手术主要是椎弓根钉置入植骨融合术，该手术可以进一步防止畸形进展，恢复脊柱平衡，尽可能地矫正畸形，尽量多地保留脊柱的活动节段，防止神经损害。胸椎小关节的松解、适当的体内折弯及减少凸侧棒胸段矢状面角度的预弯可获得良好的胸椎后凸维持；去除棘突及椎板皮质骨作为植骨床，行椎板融合可大大减少椎弓根钉棒的压力，对维持矫形效果和减少术后并发症方面有显著的作用。脊柱畸形矫形手术创伤大、出血多，术前应详细评估患者一般情况及心肺功能。术中严格止血，术后加强患者护理，防止下肢深静脉血栓及压疮的发生。

李淳德教授病例点评

由于特发性脊柱侧凸病因不明确，表现形式多样，是否需要手术绝非简单地依据患者年龄或侧弯度数，还应考虑到畸形的类型、特点、节段、进展速度、患者骨龄发育及畸形对患者体态的影响程度等因素。采用当前的三维矫形技术和椎弓根螺钉固定技术，脊柱侧凸可以获得良好的手术矫形，但也不能得到100%的纠正，因为手术还要考虑患者脊柱和脊髓的耐受性，过分的矫正容易导致内固定物失败，增加手术并发症发生率，甚至会导致神经损害和瘫痪。

同时，特发性脊柱侧凸如果在儿童期过早行后路矫形融合，可能会影响其脊柱生长发育，远期很可能会出现畸形加重。另外，脊柱的平衡、手术对脊柱的生长和活动度的影响等因素也要考虑在内。因此每个脊柱侧弯的患者都应该具体分析，采取个体化的治疗措施。

参考文献

1. 邱贵兴，庄乾宇. 青少年特发性脊柱侧弯的流行病学研究进展 [J]. 中华医学杂志，2006，86（11）：790-792.

2. 张强. 青少年特发性脊柱侧弯研究国外进展 [J]. 中国矫形外科杂志，2009，17（15）：1184-1187.

3. 崔泰铭，陈胤，王健. 青少年特发性脊柱侧弯发病机理的研究进展 [J]. 中国学校卫生，2007，28（9）：856-859.

（徐贝宇　整理）

笔记

病例 11　退变性脊柱侧凸

病历摘要

【基本信息】

患者，女性，76 岁，BMI 20.8 kg/m²。

主诉： 腰痛 5 年余。

现病史： 患者 5 年前劳累后出现腰部酸痛，未伴有下肢麻木、疼痛等，休息或热敷后可缓解。后腰痛程度逐渐加重，自觉腰部逐渐向左侧凸起，右下肢较左侧短，行走时身体前倾，无法持重物。近 1 年需拄拐行走，步行约 50 步即需休息。腰痛 VAS 评分 6 分。予理疗、按摩及外用膏药等治疗，效果不佳。

既往史： 无特殊。

个人史： 无特殊。

【专科查体】

腰椎呈左侧凸畸形，右侧髂前上棘较左侧高约 3 cm，各棘突及椎旁无明显压痛、叩痛，双下肢感觉运动未见明显异常，双侧股神经牵拉试验及直腿抬高试验（－）。

【辅助检查】

腰椎正侧位 X 线检查（图 11 - 1）：腰椎退变性左侧凸伴平背畸形，侧凸 Cobb 角为 65°。腰椎前凸角为 +2°。L_2 为侧凸及后凸顶椎。

脊柱全长正侧位 X 线检查（图 11 - 2）：冠状位 C_7 铅锤线至骶骨中线（center sacral vertical line，CSVL）右偏 6.9 cm，矢状位 C_7

铅锤线至骶骨后上角（sagittal vertical axis，SVA）前移 14.3 cm，胸椎后凸（thoracic kyphosis，TK）= 20°，胸腰段后凸角（thoracolumbar kyphosis，TLK）= 10°，腰椎前凸（lumbar lordosis，LL）= 后凸 3°，骨盆入射角（pelvic incidence，PI）= 45°，骶骨倾斜角（sacral slope，SS）= 6°，骨盆倾斜角（pelvic tilt，PT）= 39°，股骨倾斜角（femoral obliquity angle，FOA）= 15°。

腰椎 MR 未见明显椎管狭窄及神经压迫。

BMD：−2.5。

【诊断】

腰椎退变性侧后凸畸形，骨质疏松症。

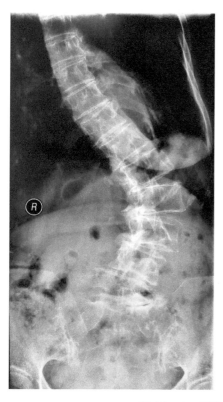
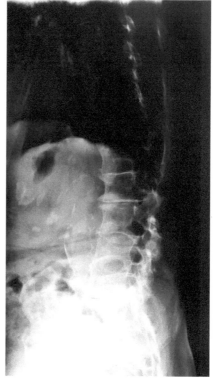

图 11 −1　腰椎正侧位 X 线片

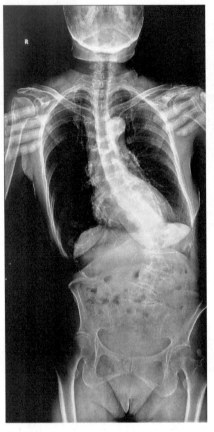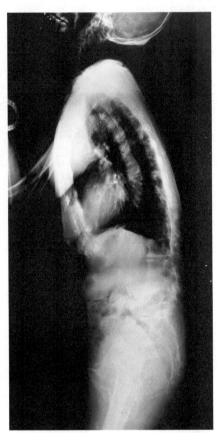

图 11 - 2　脊柱全长正侧位 X 线片

【治疗经过】

完善相关检查，未见手术禁忌，于全身麻醉下行 $L_{1\sim4}$ Ponte 截骨、$T_{10}\sim S_2$ 侧后凸矫形术。手术时长 4 小时，术中出血 800 mL。术后第 8 天患者出院。

术后腰椎正侧位 X 线检查（图 11 - 3）：侧凸 Cobb 角纠正为 17°，腰椎前凸恢复为 -33°。

术后脊柱全长正侧位 X 线检查（图 11 - 4）：CSVL 右偏 0.3 cm，SVA 前移 2.9 cm，TK = 30°，TLK = 1°，SS = 22°，PT = 21°。冠状位平衡及矢状位平衡均明显改善。

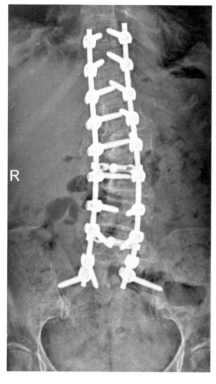
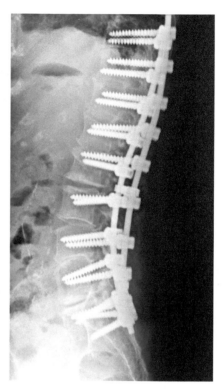

图 11-3 术后腰椎正侧位 X 线片

【随访】

随访患者 2 年脊柱平衡维持良好，腰痛 VAS 评分 1 分。

病例分析

退变性脊柱侧凸（degenerative scoliosis，DS）定义为由于椎间盘与小关节等的不对称性退变引起的椎体侧方滑移、旋转、半脱位等，形成冠状面 Cobb 角 >10° 的脊柱畸形。国外文献报道其发生率为 2%~32%，多见于 50 岁以上患者，男女发病比例约为 1∶2.4。大部分患者侧凸度数 <20°，30° 以上者仅占 16%。发病部位多为腰段及胸腰段，侧凸顶椎以 L_2、L_3 多见，常合并椎体旋转，而胸椎

笔记

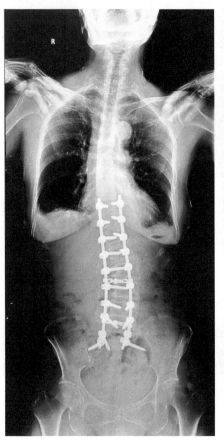
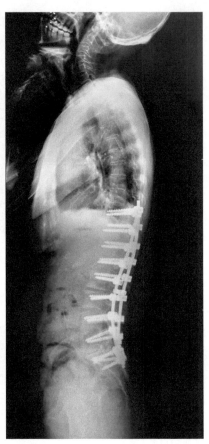

图 11-4　术后脊柱全长正侧位 X 线片

代偿性侧凸少见，伴腰椎前凸较小。DS 的临床表现主要为腰背疼痛、下肢神经根性疼痛麻木、间歇性跛行及马尾综合征等，这与椎间盘及关节突的退变、椎管形态的改变等因素相关。DS 的诊断主要依靠临床表现及影像学检查。对于临床症状及查体应特别注重鉴别患者疼痛的来源及性质，判断疼痛是因神经卡压还是脊柱失衡所致。影像学检查包括 X 线、CT、MRI 及造影等。腰椎正侧位、过伸过屈位、左右侧屈位、脊柱全长正侧位等 X 线可以观测患者 Cobb 角、顶椎及旋转滑移情况、冠状位矢状位平衡情况、畸形僵硬性等，对患者治疗方式的选择具有重要的意义。CT 及 MRI 可以评估患者椎间盘退变、中央管、侧隐窝及椎间孔的狭窄程度。此外，MRI 能更清楚地观察患者的软组织情况，尤其是椎旁肌的性质。若椎旁肌出现广泛的脂肪浸润或萎缩，提示内固定物失败的风险较高，应慎重选择手术节段。

目前临床上 DS 最常用的分型系统包括 Lenke-Silva 分型和 SRS-Schwab 分型。Lenke-Silva 分型综合患者的临床症状（神经根性症状、腰痛症状）、影像学表现（侧弯角度大小、前方骨赘形态、侧方滑移程度、是否存在腰椎后凸及脊柱整体平衡状态）提出成人退变性脊柱侧凸的 6 级干预治疗策略，即单纯减压（Ⅰ级）、减压 + 短节段固定融合（Ⅱ级）、减压 + 腰弯固定融合（Ⅲ级）、减压 + 前后路固定融合（Ⅳ级）、固定融合延伸至胸椎（Ⅴ级）、对特殊畸形进行截骨矫形（Ⅵ级）。该分型系统首次将症状与影像结合进行综合评价，并提供了相应的治疗建议，对退变性脊柱侧凸患者临床手术方案的选择具有重要价值，详见表 11 – 1。

表 11 – 1　退变性脊柱侧凸畸形的 Lenke-Silva 分型系统

症状	保守治疗	Ⅰ级	Ⅱ级	Ⅲ级	Ⅳ级	Ⅴ级	Ⅵ级
间歇性跛行	轻	+	+	+	+	+	+
背痛	轻	轻	+ / –	+	+	+	+
前方骨赘	+	+	–	–	–	–	–
滑移（<2 mm）	–	–	–	+	+	+	+
侧凸角（<30°）	–	–	–	+	+	+	+
腰椎后凸	–	–	–	–	+	+	+
脊柱失衡	–	–	–	–	–	+（活动度）	+（僵硬）

近年来临床实践中脊柱外科医师愈加重视脊柱的矢状位平衡状

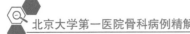
态。研究指出相比冠状位，矢状位平衡对患者生活质量的影响更显著。改善脊柱 – 骨盆参数和恢复矢状面平衡也是退变性侧凸畸形治疗的目标之一。相比其他分型系统，SRS-Schwab 分型细化了矢状位评估内容。该分型包括 4 种冠状面分型和 3 种矢状面修正型。冠状面分型：①T 型，胸弯为主型（顶椎在 T_9 或以上），腰弯 Cobb 角 <30°；②L 型，胸腰弯或腰弯为主型（顶椎在 T_{10} 或以上），胸弯 Cobb 角 <30°；③D 型，双主侧弯型，胸腰弯或腰弯 Cobb 角 >30°，胸弯 Cobb 角 >30°；④N 型，不存在冠状面畸形，或所有冠状面的 Cobb 角 <30°。矢状面修正型：①骨盆入射角 PI 与腰椎前凸角 LL 的匹配度（PI-LL）："0"（<10°）；"+"（10°~20°），"++"（>20°）。②脊柱矢状面平衡 SVA 修正指数："0"（<4.0 cm），"+"（4.0~9.5 cm），"++"（>9.5 cm）。③骨盆倾斜角 PT 修正指数："0"（<20°），"+"（20°~30°），"++"（>30°）。SRS-Schwab 联合分型结合了 PI、LL、PT、SVA 等矢状面参数，与患者的生活质量评分显著相关。根据我们的经验，对于高龄患者而言，术后矢状位为"+"组的轻度正平衡状态，也可获得较满意的临床疗效。

对 DS 患者应先考虑非手术治疗，常用方法有功能锻炼、佩戴支具、手法按摩、物理疗法、非甾体类消炎镇痛药、局部封闭、抗骨质疏松治疗等。只有在积极保守治疗无效的情况下才考虑手术治疗。对于存在冠状位或矢状位失衡且症状严重的患者可考虑长节段减压融合固定治疗。目前关于融合端椎的选择仍存在较大争议，针对近端融合椎（upper instrumented vertebral，UIV），原则上应满足以下几个条件：①位于稳定区，椎体上终板及相邻的上方椎间盘在冠状面上是水平的；②在内固定区域能恢复脊柱的矢状面序列；③邻近节段未见椎间盘或小关节的明显退变；④椎体无旋转；⑤椎体应稳定，其后柱结构完整。对于腰椎退变性侧凸，部分学者建议

固定至 T_{10} 及以上，而避免融合于胸腰段（$T_{11} \sim L_2$）。对于远端融合椎，且有冠状面及矢状面失衡的患者，部分学者建议固定至 S_1 甚至骨盆。骶骨骨盆固定的指征包括长节段融合至骶骨、需要截骨矫形的后凸畸形、需要纠正骨盆倾斜的矫形手术、L_5/S_1 假关节、合并严重骨质疏松需行腰骶融合等患者。第 2 骶椎骶髂（second sacral alar-iliac，S_2AI）螺钉固定技术具有良好的力学稳定性，置钉时软组织分离较少，不需要横向连接器，螺钉距皮肤距离较远，螺钉突出导致的相关症状较少，并发症发生率相对较低，是目前较流行的骶骨骨盆固定方法，在重度脊柱畸形矫形手术中运用广泛。

此患者存在冠状位失衡及矢状位失衡，Lenke-Silva 分级 Ⅵ 级，SRS-Schwab 分型矢状位三项修正参数均为"＋＋"重度失衡组，保守治疗效果欠佳，故选择长节段矫形手术。术前按照 PI-LL = 10° 预估矢状位需矫形度数约40°，于顶椎区域行多节段 Ponte 截骨，上端固定椎选择 T_{10} 跨过胸腰段，下方融合节段考虑患者 L_5 明显倾斜、长节段矫形合并骨质疏松，遂采用 S_2AI 技术行骶骨骨盆固定，术后矢状位恢复至轻度正平衡状态，冠状位畸形得到纠正，获得满意的临床疗效。

孙浩林教授病例点评

（1）对于保守治疗无效的退变性侧凸畸形患者，术前应仔细评估患者的冠状位、矢状位参数，设计个体化的手术方案，纠正冠状位及矢状位失衡，尤其重视对腰椎前凸的恢复。

（2）对于高龄老年患者，术后矢状位处于轻度正平衡状态也可获得满意的临床效果。

（3）对于长节段需截骨矫形的骨质疏松症患者，应考虑远端固定至骨盆,减少远端交界处失败等并发症的发生。

参考文献

1. 甘璐,李沫. 退变性脊柱侧凸的研究进展 [J]. 中国脊柱脊髓杂志,2016,26
   (8):749 – 753.

2. 李远强,朱勇,欧云,等. 成人退变性脊柱侧凸分型方法的研究进展 [J]. 中华
   骨与关节外科杂志,2019,12 (6):468 – 471.

3. 侯东坡,海涌,康南. 退变性脊柱侧凸长节段固定融合端椎选择的研究进展
   [J]. 中国脊柱脊髓杂志,2017,27 (6):557 – 560.

（赵耀　李淳德　整理）

第五节 脊柱强直病例

■ 病例 12 强直性脊柱炎

📋 病历摘要

【基本信息】

患者，男性，36 岁。

主诉：腰骶部疼痛 10 余年。

现病史：患者脊柱后凸，并逐渐加重，脊柱活动受限，无法平躺，强迫侧卧位。2003 年间断出现腰骶部疼痛，就诊于当地医院，查 HLA-R27 阳性，诊断为"强直性脊柱炎"，患者间断口服布洛芬，症状可缓解。2015 年药物治疗无效，遂就诊于我院。

既往史：无特殊。

个人史：无特殊。

【专科查体】

腰椎在前屈、侧弯、后仰三个方向皆受限。

【辅助检查】

行脊柱全长 X 线检查（图 12 - 1），提示强直性脊柱炎，脊柱后凸。

【诊断】

强直性脊柱炎。

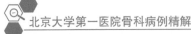

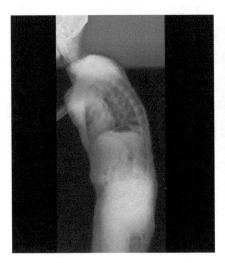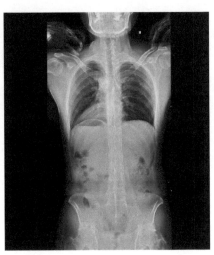

提示骶髂关节模糊、关节间隙改变等强直性脊柱炎表现。

图 12 - 1　治疗前脊柱全长 X 线片

【治疗经过】

完善相关检查未见手术禁忌，于我科行截骨矫形手术治疗。

【随访】

治疗后复查 X 线检查见图 12 - 2 所示，脊柱形态恢复较好，电话随访，患者生活质量明显改善，无不适主诉。

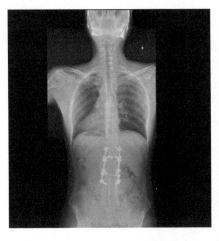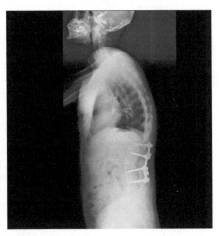

图 12 - 2　治疗后 X 线片

🔬 病例分析

强直性脊柱炎（ankylosing spondylitis，AS）是一种慢性炎症性疾病，主要侵犯骶髂关节、脊柱骨突、脊柱旁软组织及外周关节，并伴发关节外表现，严重者可发生脊柱畸形和强直。AS 在各个年龄均可发病，发病高峰为 15～35 岁，平均发病年龄在 25 岁左右，8 岁以前和 40 岁以后发病少见。在性别上，AS 以往常被认为男性多见，国外报告男女患病比例为 9∶1；但是近年来的研究提示男女比例差距没有如此悬殊，只不过是由于女性发病较为隐匿，症状较轻，以及诊断水平有限而容易造成女性漏诊。HLA-B27 是迄今为止与 AS 关联最强的基因，其遗传贡献率达 23.3%。

AS 尚无根治方法，但是患者如能及时诊断及合理治疗，可以达到控制症状并改善预后。AS 应通过非药物、药物和手术等综合治疗，缓解疼痛和僵硬，控制或减轻炎症；保持良好的姿势，防止脊柱或关节变形，必要时矫正畸形关节，以达到改善和提高患者生活质量的目的。

药物治疗：用于 AS 治疗的改善病情的药物种类较少。柳氮磺吡啶对疾病早期病例有效。近几年，抗肿瘤坏死因子生物制剂已用于 AS 的临床研究，并取得明显疗效。

手术治疗：用 Smith-Peterson 截骨术去除峡部和小关节突的骨质，是对于脊柱畸形程度较轻患者常用的矫形方法。如果患者脊柱已经融合，应小心将融合的骨质去除，直至显露黄韧带和硬膜囊，并进行对称性切除，以防冠状面畸形。切除骨质下方的韧带有助于防止出现硬膜囊褶皱或医源性的椎管狭窄。

经椎弓根椎体截骨（pedicle subtraction osteotomy，PSO）适用

笔记

于有显著矢状面失衡及椎间盘活动消失或椎间盘融合的患者。通常情况下，进行单节段的后路截骨后可获得30°或更多的矫形，选择畸形节段进行截骨效果更佳。如果畸形的水平有脊髓，需谨慎操作避免脊髓损伤。后凸矫形时很重要的步骤是体位的摆放，当完成截骨后应缓慢抬高屈曲的手术床，以闭合截骨平面（图12-3）。应注意避免压迫硬膜或造成冠状位畸形。推荐术中采用神经监测，并在矫形和植骨完成后进行唤醒试验。

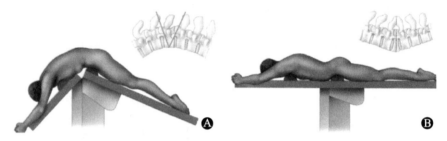

A. 截骨前患者在手术床上的位置；B. 截骨复位后的位置。当手术床由屈曲状态复位后可闭合截骨间隙。

图 12-3　手术床上患者的体位摆放

对于更严重的矢状位及冠状位畸形，可能需要Ⅳ级或以上截骨方式。

另外，为了减少 AS 胸腰段后凸畸形围手术期并发症，术前应对患者进行全面的临床评估。AS 患者由于肋椎关节骨化致胸壁的扩张运动减小、后凸畸形所产生的肺换气功能受损可能会严重影响肺功能，因此必须行肺功能测定以评价患者的呼吸储备能力。

本例患者强直性脊柱炎病情进展到后期，表现为明显的脊柱后凸畸形，后凸角 > 70°，存在矢状面失衡，伴持续性疼痛，保守治疗无效，且髋关节过伸功能良好。患者不能平卧，对日常生活影响大，行走时难以平视，同时对患者造成心理负担。所以为该患者行 PSO 截骨矫形术。

王宇教授病例点评

重度强直性脊柱炎后凸畸形应用经椎弓根截骨治疗，该治疗能够有效地矫正椎体后凸角度，改善患者病情。截骨矫形手术风险较高，需要经验丰富的脊柱外科医生完成，推荐术中使用神经监测，以降低神经损伤风险。

AS患者胸腰椎后凸畸形截骨矫形的手术时机应为病情相对静止期，除了正确掌握适应证外，还应符合以下条件：腰痛停止6个月以上（腰椎力学性疼痛除外）；血沉连续2次正常；C-反应蛋白阴性。

参考文献

1. 钱邦平，邱勇，王斌，等. 强直性脊柱炎胸腰椎后凸畸形的手术矫形时机选择 [J]. 中华风湿病学杂志，2007，11（2）：101 – 104.

2. 中华医学会风湿病学分会. 强直性脊柱炎诊断及治疗指南 [J]. 中华风湿病学杂志，2010，14（8）：557 – 559.

3. 吴珊珊，段振华. 强直性脊柱炎流行病学研究进展 [J]. 安徽医科大学学报，2013，48（8）：988 – 992.

4. 熊焰，李清，何爱群，等. 强直性脊柱炎合并失明一例 [J]. 中华风湿病学杂志，2005，9（9）：574.

（付豪永　整理）

第六节 脊柱骨折病例

病例 13 椎体骨质疏松性压缩骨折

病历摘要

【基本信息】

患者，女性，72 岁。

主诉：外伤后腰痛 1 个月。

现病史：1 个月前患者于家中不慎滑倒，臀部着地，当即出现腰部疼痛，可行走，VAS 评分 3 分，不伴双下肢疼痛无力。患者第 2 天晨起后疼痛逐渐加重，翻身及起床困难，3 周前就诊于我院，腰椎正侧位片示 L_2 椎体上终板凹陷，椎体轻度楔形改变；腰椎 MRI 示 L_2 椎体 T_1 相呈低信号，T_2 压脂相呈高信号，提示 L_2 椎体新鲜压缩性骨折。VAS 评分 8 分，予卧床静养、对症止疼、抗骨质疏松治疗，疼痛稍缓解。现复查疼痛 VAS 评分 7 分，生活无法自理，为进一步诊治收入院。

既往史：5 年前诊断重度骨质疏松症，间断服用抗骨质疏松药物。

个人史：无特殊。

【专科查体】

强迫卧位，胸腰段叩痛（＋），双下肢感觉、运动、反射未见明显异常。

笔记

【辅助检查】

相关影像学检查见图 13 – 1 至图 13 – 3。

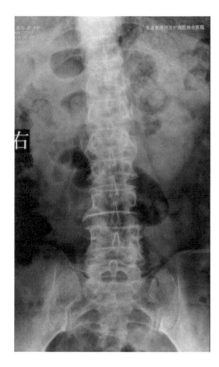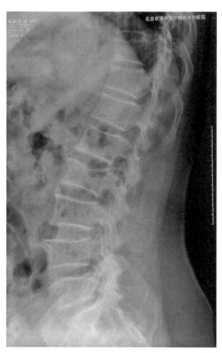

L₂ 椎体上终板凹陷，椎体压缩变扁，腰椎骨关节病。

图 13 – 1　术前腰椎正侧位 X 线片

【诊断】

L$_2$ 椎体新鲜压缩性骨折，重度骨质疏松症。

【治疗经过】

完善相关检查，未见手术禁忌，于局部麻醉下行 L$_2$ 经皮穿刺椎体成形术（percutaneous vertebro plasty，PVP）。术后 2 小时可下地活动，VAS 评分 2 分。术后腰椎正侧位 X 线检查见图 13 – 4。

【随访】

术后 3 个月复查疼痛已完全缓解。

笔记

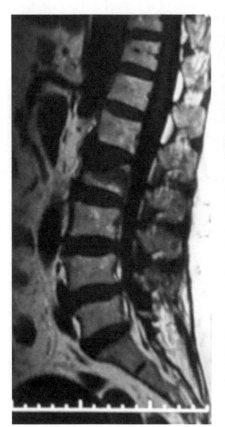
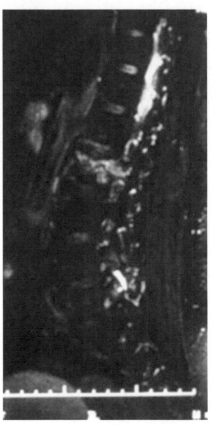

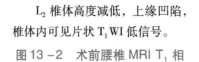

L_2 椎体高度减低，上缘凹陷，椎体内可见片状 T_1WI 低信号。

图 13-2 术前腰椎 MRI T_1 相

L_2 椎体内可见片状 fsT_2WI 高信号，界清。

图 13-3 术前腰椎 MRI T_2 压脂相

病例分析

椎体压缩性骨折是骨质疏松症患者最常见的骨折类型。约 16% 的女性及 5% 的男性会罹患此病。一项德国的研究显示 50 岁以上人群每 10 万人每年发生椎体压缩性骨折的数量约 307 例，其中 85～89 岁人群发生率是 60～64 岁人群的 8 倍。美国数据统计显示其每年有约 75 万例新发椎体压缩性骨折病例。

椎体骨质疏松性压缩骨折是由低强度暴力所致，通常患者由站

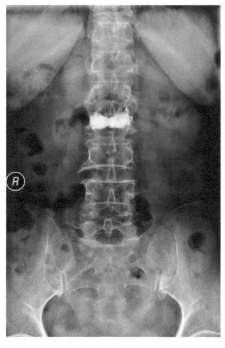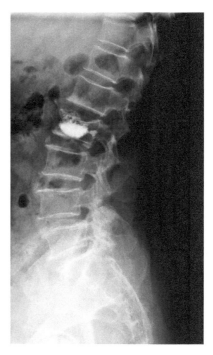

图 13-4 术后腰椎正侧位 X 线片

立位高度摔倒，如滑倒或绊倒，臀部着地，随后逐渐出现背部或腰部的疼痛，以翻身和变换体位时疼痛显著。有些严重骨质疏松症患者甚至是因为搬花盆或者是剧烈咳嗽导致椎体骨折。影像学可见的椎体形变患者中仅 1/3 表现为急性疼痛。许多患者发现时骨折已自行愈合为陈旧骨折。椎体骨折可造成脊柱畸形、功能受限，增加再发骨折概率，甚至增加患者死亡率。

对于外伤后腰背痛的患者，应根据患者的疼痛部位，相应选择胸椎或腰椎正侧位 X 线检查。若可见椎体楔形变，临床怀疑椎体骨折，应行胸椎或腰椎 MRI 检查确诊。典型椎体压缩性骨折 MRI T_1 相呈低信号，T_2 压脂相呈高信号。此外，MRI 还能帮助鉴别恶性肿瘤及感染病灶。若患者存在 MRI 禁忌，如体内有金属、起搏器或有幽闭恐惧症等，可用骨扫描检查替代。临床上如果怀疑椎体后壁不完整或骨折不稳定，则应完善 CT 检查。

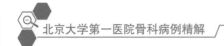

椎体压缩性骨折应与病理性骨折相鉴别，如椎体骨转移癌、骨髓瘤等。如怀疑恶性肿瘤，手术治疗时应常规行椎体穿刺活检帮助明确诊断。

对于新鲜压缩性骨折的治疗包括卧床休息、适度的对症止疼、理疗、佩戴支具等，除此之外还应积极地进行抗骨质疏松治疗，预防跌倒和新发骨折。大部分患者骨折会在数月内愈合，然而部分患者会存在持续性的疼痛，需要进一步治疗。

椎体成形术（percutaneous vertebro plasty，PVP）手术最早于1987年用于治疗椎体血管瘤，后来又广泛应用于良性及恶性椎体骨折的治疗。手术通常采用局部麻醉的方式，在 X 线引导下穿刺针经皮肤、皮下、肌肉、关节突、椎弓根进入椎体中前 1/3，调和骨水泥待其处于拉丝期缓慢推注入椎体内。PVP 手术能够迅速显著地缓解椎体骨折导致的疼痛，其具体机制尚不清楚，可能的原因包括增强椎体的机械稳定性、在骨水泥聚合过程中的放热效应、骨水泥化学成分对神经末梢的损毁等。

1. PVP 手术的具体适应证

①保守治疗 3 周以上、疼痛缓解不明显的椎体压缩性骨折，或是难以忍受止疼药物的不良反应，例如过度镇静、精神障碍、恶心呕吐、便秘等。若患者身体条件难以耐受长期卧床，应考虑尽早行微创手术治疗。②良性骨肿瘤导致的疼痛，例如侵袭性血管瘤、骨巨细胞瘤、动脉瘤样骨囊肿等。③恶性肿瘤引起融骨性病变的治疗，例如多发性骨髓瘤、淋巴瘤、转移癌等。PVP 手术可以缓解疼痛，并加固骨组织，但其自身并无抗肿瘤效应，因此需与化疗、放疗、内分泌治疗等抗肿瘤治疗相结合。④椎体压缩性骨折不愈合的治疗（kummell 病）。⑤创伤后迟发性骨坏死或囊性变的治疗。⑥脊柱手术椎体或椎弓根的强化。

2. PVP 手术的禁忌证

绝对禁忌：①无症状的压缩性骨折或通过药物治疗症状明显缓解且无椎体进行性塌陷；②不稳定性骨折，例如弥漫性特发性骨肥厚症（DISH 病）或强直性脊柱炎在低强度暴力下也可发生不稳定性的三柱骨折；③骨髓炎、椎间盘炎等感染；④严重的难以纠正的凝血障碍；⑤对骨水泥材料过敏。

相对禁忌：①根性痛；②肿瘤侵入椎管或压迫脊髓；③椎体后柱的骨折，可增加骨水泥渗漏和移位的风险；④硬化型的转移癌；⑤多节段（＞5）转移。

PVP 手术治疗椎体压缩性骨折有症状的并发症发生率约 2%。并发症包括以下几种。

（1）骨水泥渗漏：①硬膜外及椎间孔，可造成神经根及脊髓的受压，从而导致相应的神经症状。当出现椎间孔渗漏时，应立即于椎间孔区域注射冷的生理盐水及类固醇激素，以减轻局部的炎性反应。当出现脊髓压迫时通常需要急诊行减压手术。②椎间盘及椎旁组织，通常不会引起症状，但对于重度骨质疏松患者，椎间盘内的大量渗漏可能诱发邻近节段的压缩骨折。③椎旁静脉丛及肺栓塞，通常无症状。椎旁静脉丛的渗漏、骨水泥的脱落可能造成肺栓塞。文献报道肺栓塞的发生率为 3.5%～23%。罕见情况下中央型肺栓塞会导致肺梗死。目前对于骨水泥肺栓塞尚无标准的治疗方案，有学者建议对于有症状的肺栓塞患者 6 个月内予抗凝治疗。

（2）感染：发生率＜1%。

（3）肋骨骨折、椎弓根或后柱结构骨折：发生率＜1%。

（4）邻近节段椎体骨折：有部分生物力学研究提示骨折椎体强化可增加邻近节段应力，然而也有研究提示两者间无明显关联。临床研究的结果也存在争议。同样，对于邻近节段椎体是否应行预防性骨水泥灌注也尚无一致结论。

（5）过敏反应。

（6）穿刺部位出血：与局部的疼痛、肿胀有关，通常于 72 小时内缓解。

最近的 Meta 分析文章显示相比于保守治疗，PVP 手术能够早期明显缓解患者疼痛症状，且不增加邻近节段骨折的风险。

本例为高龄患者，于外伤后出现腰部疼痛，无下肢神经系统症状。腰椎 MRI 证实为椎体新鲜压缩性骨折，予保守治疗 3 周疼痛缓解不佳。考虑保守治疗（长期卧床）可能带来的并发症，且患者目前疼痛显著，严重影响生活质量，存在 PVP 手术适应证，遂于局部麻醉下行 PVP 手术治疗。该手术创伤小，恢复快，术后 2 小时患者即可下地正常活动，且术后疼痛症状明显缓解，故疗效较好。术后积极予以患者抗骨质疏松治疗，同时教导患者避免摔倒，以防再次骨折的发生。

王诗军教授病例点评

（1）MRI 是诊断椎体新鲜压缩性骨折的首选检查。

（2）椎体新鲜压缩性骨折应与病理性骨折相鉴别，若临床怀疑恶性肿瘤，手术时应同时行活检帮助诊断。

（3）PVP 手术是治疗椎体新鲜压缩性骨折的一种安全、有效的方法，能够迅速缓解患者疼痛症状。临床实践中应注意严格把握其适应证及禁忌证。

参考文献

1. BUCHBINDER R, JOHNSTON R V, RISCHIN K J, et al. Percutaneous vertebroplasty

笔记

for osteoporotic vertebral compression fracture [J]. Cochrane Database Syst Rev, 2018, 4 (4): CD006349.

2. TSOUMAKIDOU G, TOO C W, KOCH G, et al. CIRSE guidelines on percutaneous vertebral augmentation [J]. Cardiovasc Intervent Radiol, 2017, 40 (3): 331 – 342.

3. XIE L, ZHAO Z G, ZHANG S J, et al. Percutaneous vertebroplasty versus conservative treatment for osteoporotic vertebral compression fractures: an updated meta-analysis of prospective randomized controlled trials [J]. Int J Surg, 2017, 47: 25 – 32.

（赵耀　李淳德　整理）

笔记

病例 14　胸腰椎骨折

📋 病历摘要

【基本信息】

患者，男性，68 岁。

主诉：外伤致腰痛及双下肢疼痛无力 8 小时。

现病史：患者 8 小时前因车祸摔伤，当即出现腰部剧烈疼痛，伴双下肢大腿前外侧放射痛，自觉下肢无力，无法站立。否认意识丧失、头痛、头晕、胸闷、憋气、恶心、呕吐、腹痛、二便失禁等不适。为进一步诊治收住我院。

既往史：无特殊。

个人史：无特殊。

【专科查体】

表情痛苦，强迫仰卧位，平车推入病房。翻身活动明显受限，胸腰段棘突叩痛（＋），椎旁压痛（＋）。会阴区及大腿前方痛觉感觉过敏，双侧髂腰肌肌力 4 - 级，双侧股四头肌肌力 4 - 级。

【辅助检查】

（1）实验室检查：WBC 18.50×10^9/L，NE% 84.9%，HGB 160 g/L，D-Dimer 2.15 mg/L，余大致正常。

（2）影像学检查：①腹部 B 超：轻度脂肪肝；左肾先天发育异常可能。②双髋正位 X 线：未见明确骨折征象。③腰椎正侧位 X 线（图 14 - 1）：L_1 椎体上缘塌陷，椎体前缘皮质不连续，可见游离骨片。影像诊断"腰 1 椎体压缩骨折"。④腰椎 CT 检查（图 14 - 2）：

笔记

L_1 椎体压缩变扁，中上 1/3 骨质不连续，可见横行骨折线，断端压缩呈致密带，上部呈多发碎骨块，后部碎骨块向后移位，压迫椎管，局部椎管前后径约 0.5 cm。影像诊断"腰 1 椎体压缩骨折，椎管狭窄"。⑤腰椎 MRI（图 14 – 3）：L_1 椎体高度降低，上缘塌陷，椎体后缘向椎管内突出，椎管狭窄，硬膜囊及脊髓受压，双侧椎间孔狭窄，神经根受压。影像诊断"腰 1 椎体新鲜压缩性骨折，椎管狭窄，脊髓受压"。

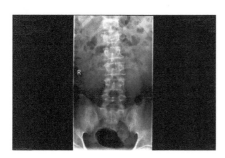
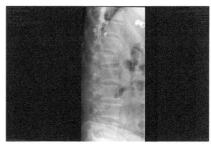

图 14 –1　腰椎正侧位 X 线片

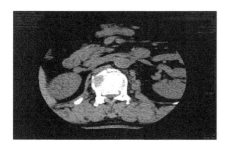
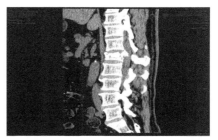

图 14 –2　腰椎 CT 检查

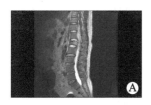
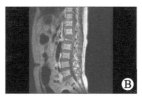
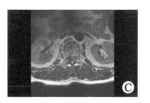

A. T_2 压脂相冠状面；B. T_1 相冠状面；C. T_2 压脂相横截面。

图 14 –3　腰椎 MRI

【诊断】

L$_1$ 椎体爆裂性骨折（A3），脊髓损伤（ASIA D）。

【治疗经过】

于我科急诊在全身麻醉下行 L$_1$ 骨折复位，T$_{12}$ ~ L$_1$ 椎管减压，T$_{12}$ ~ L$_2$ PLF 术。

术后腰椎正侧位 X 线检查见图 14 - 4。

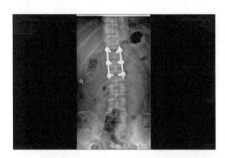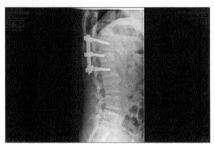

图 14 - 4　术后腰椎正侧位 X 线片

【随访】

术后 3 个月随访时患者恢复良好，无腰痛及下肢神经症状。

病例分析

胸腰椎，特别是胸腰段（T$_{10}$ ~ L$_2$）是脊柱脊髓损伤的好发部位。超过半数的脊柱骨折发生在该处，其中 L$_1$ 椎体骨折发病率最高，T$_{12}$ 其次。高发病率是由该部位的解剖特点决定的：①该区域脊柱活动度大，这种易活动的特征导致多种暴力形式（如压缩、屈伸和旋转等）均会成为致伤因素，即损伤的易感性高；②该区域较陡直，承启相对固定的胸椎和活动度较大的腰椎，是脊柱胸椎后凸和腰椎前凸的移形区，且不同于胸段脊柱，缺乏肋骨的限制导致稳定

笔记

性下降；③该部位是小关节面朝向变化的交界处，胸段脊柱的关节面呈冠状排列，很大程度上限制了屈伸活动，而腰椎的小关节面呈矢状排列易于屈伸活动。关节面朝向改变的特征也进一步导致该部位骨折发生率高。

因脊柱骨折情况复杂，且多合并神经功能损伤、其他脏器损伤，对脊柱骨折的分型研究具有重要意义，指导骨科医师应依据损伤情况做出及时合理的选择。目前临床多应用的是 TLICS 分型与 AO 分型。

TLICS 分型由三类参数组成：①形态学损伤：压缩性 1 分；爆裂性 2 分；横行移位、旋转 3 分；牵拉性 4 分。②后纵韧带复合体完整性：完整 0 分；可疑 2 分；损伤 3 分。③神经学状况：完整 0 分；神经根症状 2 分；脊髓完全损伤 2 分；脊髓不完全损伤 3 分；马尾神经损伤 3 分。三项参数总分值建议手术必要性，即 0 ~ 3 分：不手术；4 分：外科抉择；>4 分：手术。

AO 分型：分为 A、B、C 三型。A 型为轴向不稳定，B 型则增加了矢状面的不稳定，C 型为三个面的不稳定，分型是根据骨性和软组织结构损伤的程度，进行逐级分类，因此其作为评估脊柱的稳定性对临床的指导意义比较重大。A 型，主要指具体压缩，A1 分型指压缩骨折，A2 分型指劈裂骨折，A3 分型指暴力型骨折。B 型，指前方及后方结构牵张性损伤，B1 分型为后方韧带结构损伤，B2 分型为后方骨性结构损伤，B3 分型为经间盘前方的损伤。C 型，指前方及后方结构旋转性损伤，C1 指 A 型损伤伴有旋转，C2 指 B 型损伤伴有旋转，C3 指剪切旋转样骨折。

此患者为 L_1 椎体 A3 型压缩骨折，脊髓损伤（ASIA D），故于全身麻醉下行 L_1 骨折复位，T_{12} ~ L_1 椎管减压，T_{12} ~ L_2 PLF 术。

🏥 于峥嵘教授病例点评

　　胸腰椎骨折需根据其分型、临床情况等因素决定选择保守治疗还是手术治疗，前方入路还是后方入路，融合还是非融合，长节段固定还是短节段固定。该患者为 AO 分型 A3 型，TLICS 分型 > 4 分，故行手术治疗。

参考文献

1. KIM B G, DAN J M, SHIN D E. Treatment of thoracolumbar fracture［J］. Asian Spine J, 2015，9（1）：133－46.

2. 曾忠友, 张建乔. 胸腰椎功能解剖区特点及其治疗方法选择［J］. 中华创伤杂志, 2017, 33（6）：485－487.

（白纯碧　整理）

第七节　脊柱感染病例

病例 15　腰椎感染

病历摘要

【基本信息】

患者，女性，63 岁。

主诉：腰部钝痛伴发热 1 月余。

现病史：患者 1 个月前无明显诱因出现腰部钝痛（VAS 评分 8 分），伴发热（体温最高 40 ℃）。因疼痛坐、立、行走困难，无明显缓解因素，于外院就诊效果不佳，为求进一步诊治，遂来我院。

既往史：无特殊。

个人史：无特殊。

【专科查体】

双下肢肌力 5 级，会阴区感觉正常，反射正常，否认大小便改变，双下肢 VAS 评分 9 分。

【辅助检查】

血常规：WBC、CRP 明显增高。

腹部 CT 平扫：左肾结石，左侧肾盂及输尿管上段扩张积水，考虑左肾结石继发感染。

腰椎 MRI 平扫：$L_5 \sim S_1$ 间盘炎。

【诊断】

脓毒血症，左肾结石伴左盂、输尿管炎，$L_5 \sim S_1$ 间盘炎。

【治疗经过】

患者至我院泌尿外科就诊，诊断考虑脓毒血症，左肾结石伴左盂、输尿管炎。予患者泰能抗感染治疗 2 周后，患者体温恢复正常，腰痛减轻，遂停用抗生素。1 周前无明显诱因出现腰骶部钝痛，与之前性质及部位不同，伴左下肢放射痛，程度逐渐加重，现 VAS 评分 9 分。腰椎 MRI 平扫提示 $L_5 \sim S_1$ 间盘炎（图 15 - 1）。完善相关检查未见手术禁忌，行 $L_5 \sim S_1$ 半椎板切除减压、椎间盘切除、清创引流术。术中培养示金黄色葡萄球菌。术后根据药敏结果选择敏感抗生素治疗 6 周，症状完全缓解。

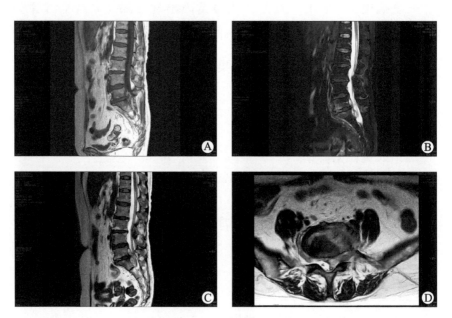

MRI 提示 $L_5 \sim S_1$ 间盘突出，$L_5 \sim S_1$ 椎间盘炎待除外（A、B、C、D 分别为 MRI T_1 相、T_2 相、T_2 压脂相矢状面及 T_2 横截面）。

图 15 -1 治疗前 MRI

笔记

【随访】

半年后复查 MRI 示 $L_5 \sim S_1$ 椎间盘清创术后改变，周围软组织水肿吸收，原 S_1 水平椎管左前方异常信号未见明确显示；腰椎退行性骨关节病（图 15 - 2）。

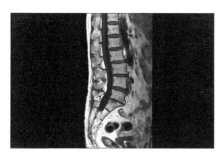
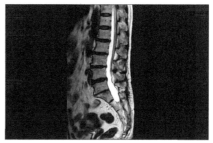

图 15 - 2　半年后复查 MRI

🔬 病例分析

化脓性脊柱炎，又称脊柱化脓性骨髓炎，占所有骨髓炎的 4%，包括椎骨骨髓炎、椎间盘炎和硬膜外脓肿。该疾病好发于青壮年，但近年有文献报道老年人或者免疫系统受损伤者也容易发生。化脓性脊柱炎发病多隐匿，症状不典型且不具有特异性，早期诊断困难。其 MRI 信号与脊柱其他累及椎间盘及相邻椎体的病变信号相似，极易误诊，一旦误诊漏诊，容易导致脊柱畸形、神经功能受损、瘫痪，甚至死亡。

Fantoni 等发现 ESR 和 CRP 在化脓性脊柱炎患者中显著增高。凡抗菌治疗有效者，CRP 可以迅速降低，因此临床通常以 CRP 作为病情进展指标，用以诊断、明确病变及评估治疗效果，在实验室检查中被选为评估感染和观察疗效的指标。

对于化脓性脊柱炎患者 MRI 检查仍是首选的方法，其敏感性和

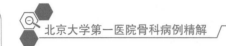

准确度达 90%。MRI 主要特点为椎间盘基本形态存在，边缘欠规则，内部为连续的 SPAIR 高信号；椎间隙常表现为轻度狭窄；相邻椎体高度可正常或因病理性骨折致椎体轻度塌陷；椎体周围软组织影轻度肿胀、脓肿形成，但边缘模糊。

治疗的原则是根除潜在的脊椎结构感染、修复和保存稳定性，从神经功能缺损中恢复，并适当给予疼痛治疗。抗生素治疗、脊髓的清创和减压根管是成功治疗腰椎感染的基本要求，使椎间盘感染完全恢复。由于患者群体的异质性，治疗方法的变化使得治疗方式被建立了复杂化标准治疗指南。

保守治疗：将穿刺标本进行细菌及药敏培养，阳性者根据培养结果用药。然而抗生素治疗的时间，各研究不一致。对于化脓性脊柱炎患者，大多数研究建议静脉滴注抗生素 6~8 周，后继续口服抗生素 6 周；也有研究表示，静脉滴注抗生素 4~6 周即可，此时临床体征及实验室检查结果均可恢复正常，后继续口服抗生素 6 周，疗效可。而 Seyman 等的研究发现静脉滴注抗生素 >6 周，再改口服抗生素继续治疗 8 周可以明显减少感染复发。

手术治疗：对于病程较长且合并明显的椎体和椎间盘破坏、脊柱不稳或神经受压症状者，往往需要手术治疗，经后路椎间隙病灶清除、植骨融合内固定术可取得良好的效果。行手术治疗者一般存在以下症状：①神经系统病变；②椎管内外空间改变，并且邻近椎体骨组织受损；③脊柱形态改变，出现畸形；④腰部可触及明显脓肿包块或者硬膜外出现脓肿；⑤持续性疼痛（即给予抗生素静脉滴注治疗 6 周后，患者疼痛症状不减或加重）；⑥抗生素静脉滴注与口服治疗效果欠佳及病情反复发作；⑦难以确诊（手术方式和手术时机需要根据患者具体情况而定夺）。有研究显示，即便患者处于急性感染期，但是出现神经压迫症状，亦可实施减压及内固定手术；如果患者仅是单纯的脊柱畸形、不稳，无神经压迫症状，可根据患者具体情况选择内固定手术；如果患者疼痛明显，同时伴有脊柱畸形，可以在抗生素治疗后行矫形固定术。感染病灶常位于脊柱前柱，常见感染部位为椎间盘及椎体，脊柱后柱感染病灶少见。大多化脓性脊柱炎感染由腹侧向椎管进展，因此临床医师多从前方清除病灶。选择前侧入路可以使感染部分充分暴露，病灶部分显而易见，进而能充分彻底清除坏死及感染组织。由于手术过程中需要充分暴露视野，因此该术式伤口较大，术后患者绝对卧床时间较其他手术长，术后并发症（如栓塞等）发生风险高，尤其对于老年人而言十分危险。有研究表明后侧入路手术效果同样理想。其优势在于手术暴露小、伤口小，对于有慢性病变及老年患者而言，可明显缩短术后绝对卧床时间，进而减少卧床导致的并发症。在手术过程中，对于大部分患者而言禁忌椎板切除，椎板切除可使感染加速，同时有可能加重患者脊柱畸形，进而导致神经压迫受损加重。仅原发性硬膜外脓肿患者可进行椎板切除术。行椎体间植骨融合术治疗的患者，一般病情较重，病灶部位通常骨质流失明显。有研究显示，如果病变发生在椎体，或者由于清创导致脊柱稳定性较差时，需后侧入路行内固定术。内固定术可增强脊柱稳定性，避免移植骨块移位，进而避免脊柱畸形及神经压迫损伤的出现。

此患者为椎间盘炎，伴有神经系统改变及持续性疼痛，推荐行手术治疗。根据患者病情，行全身麻醉下腰椎探查、腰椎清创 + $L_5 \sim S_1$ 椎管减压椎间盘切除术。术后继续予敏感抗生素治疗 6 周。术后定期监测患者血常规、ESR、CRP，术后 2 个月时感染指标已降至正常。影像学检查提示病灶控制良好。

李淳德教授病例点评

对于感染病程超过 2 周、治疗时影像学检查提示椎间盘组织已经有感染信号、感染中毒症状明显、椎管硬膜外脓肿形成及有神经功能改变等表现者，大多数学者主张早期手术治疗。化脓性脊柱炎常破坏椎间盘上下终板，会造成脊柱的不稳。

此病容易误诊或延误治疗，部分患者可通过保守治疗治愈，对于病程较长且合并明显的椎体和椎间盘破坏、脊柱不稳或有神经受压症状者，往往需要手术治疗，椎间隙病灶清除、植骨融合内固定术可取得良好的效果。

参考文献

1. 吴云刚, 王忠仁, 李志强, 等. 脊柱外科手术术后伤口感染致病菌分布及药物敏感性 [J]. 脊柱外科杂志, 2016, 14 (5): 292 – 296.

2. 许峻川, 费琦, 杨雍, 等. 改良经皮椎弓根穿刺技术的研究进展 [J]. 实用骨科杂志, 2018, 24 (3): 239 – 242.

3. 刘历, 杨艺. 化脓性椎间盘炎的 MRI 表现及误诊分析 [J]. 医学影像学杂志, 2018, 28 (8): 1359 – 1361.

4. RUTGES J P H J, KEMPEN D H, DIJK M V, et al. Outcome of conservative and surgical treatment of pyogenic spondylodiscitis: a systematic literature review [J]. European Spine Journal, 2016, 25 (4): 983 – 999.

（付豪永 整理）

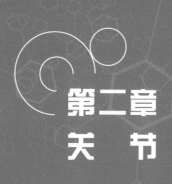

第二章 关节

第一节　膝关节病例

■ 病例 16　反张膝行膝关节置换

📋 病历摘要

【基本信息】

患者，女性，45 岁。

主诉： 左膝关节行走后疼痛 5 年，加重 1 年。

现病史： 患者 30 年前青春期时因左髋疼痛伴发热就诊于当地医院，诊断为"左髋关节炎"，行抗感染、抗炎、止疼、牵引、制动等治疗后好转。后残留左髋活动困难且逐渐出现步态异常，未予诊治。近 5 年来逐渐出现左膝关节负重行走后疼痛，休息后可缓解。疼痛部位不明确，为钝痛。不伴关节红肿、发热等。无其他关节疼痛等症状。近 1 年疼痛症状加重，影响行走及日常生活。偶伴左膝关节交锁，活动后可缓解。起病以来，患者精神、睡眠、饮食正常，大小便正常，体重无变化。

既往史：体健。否认高血压、糖尿病、冠心病等病史。否认药物、食物过敏史。无手术、外伤、输血史。

个人史：生于原籍。无烟酒嗜好。否认毒物接触史。

【专科查体】

患者步态异常。左髋外侧可见愈合的窦道瘢痕。左侧腹股沟中点及大转子周围无明显压痛。左髋外展 20°，屈曲 20°，内收 0°，内外旋 0°。左膝关节内侧间隙压痛，髌骨研磨试验（＋），浮髌试验（＋）。侧方应力试验（－）。前抽屉试验（－）；后抽屉试验（＋）。左膝活动度：反张 15°，屈曲 130°。对侧髋膝关节查体无明显异常。足踝关节无异常。四肢肌力、感觉正常。

【辅助检查】

髋膝脊柱 X 线（图 16 - 1 至图 16 - 3）：左髋关节间隙消失，股骨头变形，股骨头与髋臼部分融合；左膝骨关节炎；腰椎轻度退变。

实验室检查：白细胞计数及中性粒细胞计数正常，血沉及 C- 反应蛋白正常。心电图等术前常规检查均无明显异常。

【诊断】

左髋强直（左髋关节感染后：化脓性关节炎？结核？），左膝骨关节炎，左反张膝畸形。

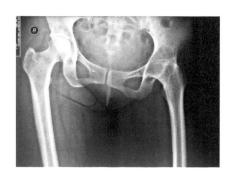

图 16 -1 髋部 X 线片

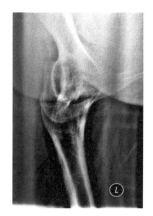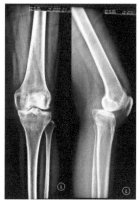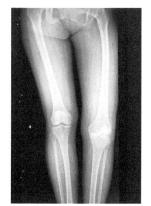

图 16 -2 膝部 X 线片

【治疗经过】

完善术前准备后予患者先行左侧人工全髋关节置换术（图 16 -4）。9 个月后予患者行左侧人工全膝关节置换术（图 16 -5）。术后经过康复治疗，患者步态恢复正常，关节疼痛症状消失。

【随访】

术后 1 个月、3 个月、6 个月、12 个月随访显示关节功能恢复良好，无过伸。置入假体无异常。

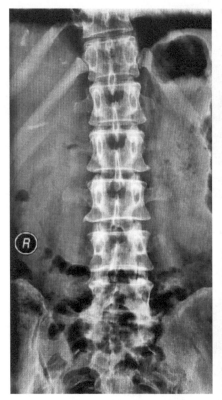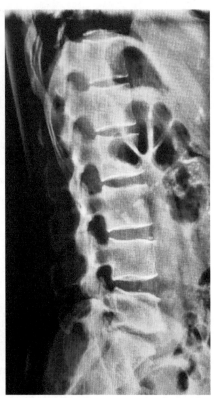

图 16 -3　脊柱 X 线片

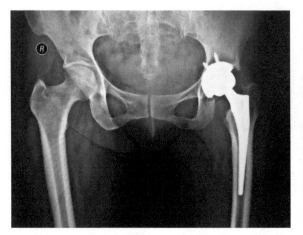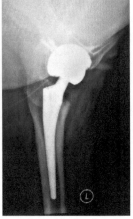

图 16 -4　左侧人工髋关节置换术后 X 线片

笔记

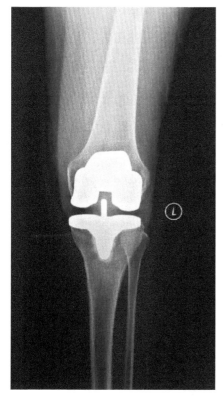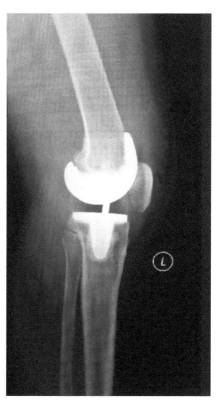

图 16-5 左侧人工膝关节置换术后 X 线片

病例分析

在需要行初次膝关节置换（total knee arthroplasty，TKA）的患者中，反张膝是非常罕见的。尽管反张膝没有明确的界限，但多数学者将膝关节过伸≥5°定义为反张膝。按照这个定义，只有少于0.5%~1%的需要接受初次膝关节置换的患者存在反张膝。反张膝畸形可以并存其他多种严重的骨骼-肌肉系统畸形，如膝外翻、韧带和（或）关节囊松弛等。一部分患者还会存在神经肌肉系统疾病，并存的足踝部畸形也并不少见。术后并发症发生率及手术失败率较高。

大体上，反张膝的患者可以分为以下两大类。

（1）不并存神经肌肉系统疾病。此类反张膝患者往往并存固定外翻畸形和髂胫束挛缩。屈膝时，紧张的髂胫束位于膝关节旋转中心前方，从而导致膝关节过伸，如类风湿性关节炎患者。不并存神经肌肉系统疾病的膝关节反张也多见于胫骨高位截骨后的患者，这些患者往往存在胫骨平台的前倾。

（2）并存神经肌肉系统疾病。部分反张膝尤其是严重反张膝的患者多是继发于神经肌肉系统疾病。此类患者都并存其他严重畸形，如下肢严重力线不良、广泛的韧带软组织松弛、严重的肌力不足、足踝部畸形等。这些患者行 TKA 术后膝关节反张畸形复发或继续进展的比例极高。如小儿麻痹症患者，由于四头肌肌力不足，需要过伸膝关节以达到伸膝位的关节稳定（back knee 步态）。这类患者即使在 TKA 术后也仍然需要过伸膝关节来维持站立位的稳定性，进而导致反张膝的进展和假体失效。

传统上，由于反张膝行 TKA 术后的高失败率，使得学界对这样的患者是否能进行人工膝关节置换术并没有统一认识，尤其是伴有固定外翻畸形联合髂胫束挛缩及合并神经肌肉系统疾病的患者，往往被认为是 TKA 的相对禁忌证。但随着假体设计及手术技术的进步，不少医师也开始涉足这一 TKA 的禁区。反张膝畸形的膝关节置换一定要慎之又慎，需要患者的充分理解及治疗策略上的相应调整。

术前的仔细检查非常重要。不仅需要系统性地评估患者的身体和神经肌肉系统状态，四头肌、腘绳肌、腓肠肌肌力，韧带张力、软组织松弛度，还需要考虑患者是否存在其他关节畸形（尤其是同侧髋、足踝畸形）、双下肢不等长等因素。除了判断膝关节矢状位的畸形程度，还要评估膝关节是否存在冠状位及横断位畸形，如小儿麻痹症的反张膝患者胫骨可表现为外旋畸形并外侧不稳定。

对于股四头肌肌力不足 4 级或初次置换失败的反张膝患者，可以使用带伸直限制的旋转铰链膝关节假体。尽管这是一个可行的解决方法，但继续进展的反张仍会导致假体铰链装置机械失效，尤其是在肥胖的患者中。

处理膝关节反张畸形时，术中操作也要有相应调整。有以下几种可行的方案：①减少股骨远端截骨量或使用垫块，适度将关节线下移；②残留轻度屈曲挛缩；③使用加厚垫片；④必要时将侧副韧带向近端及后方移位，使其恢复张力；⑤后关节囊重叠缝合（严重反张膝患者）；⑥使用带伸直限制的旋转铰链假体（严重反张膝或反张膝的翻修手术）。

反张膝行 TKA 术后应极力避免冠状位出现不稳定（包括轻度），这种不稳与术后膝关节继续反张显著相关。

本例患者同时存在同侧髋关节强直和膝关节反张，不伴有神经肌肉系统疾病，也不伴有足踝部畸形。考虑膝关节反张是继发于少年时期的髋关节强直。由于髋关节前屈受限，为完成行走，膝关节过度伸直代偿，从而导致反张。患者膝关节存在严重骨关节炎并导致疼痛，不存在严重韧带及软组织松弛，可行表面膝关节置换治疗。术前后抽屉试验阳性，因此选择后交叉韧带替代型假体。

髋关节强直是行膝关节置换的相对禁忌证，因为其既无法在术中方便地摆放体位，也无法保证膝关节术后的正常行走。强直的髋关节是膝关节置换后机械力学改变并导致早期磨损和松动这些不良预后的原因之一。如果可能的话，应该尽量在髋关节置换后再行膝关节置换。因此本例患者分期先后行全髋及全膝关节置换。在处理反张上，术中采用股骨侧减少截骨、使用加厚垫片、适当下移关节线的措施，完全矫正过伸畸形。

🏥 曹永平教授病例点评

（1）有长期髋关节强直病史的患者，往往会导致同侧远端关节改变。一侧下肢的髋–膝–踝关节在功能上是一个复合体，且由于下肢肌肉多数跨越这2个或3个关节，因此一个关节的异常也极易导致另外两个关节的问题。在诊断和治疗此类疾病时，一定不要只"盯"着一个关节。

（2）TKA手术的目的是使患者获得一个无痛、稳定、有功能的关节。从这一点出发，不是所有的反张膝患者都适合行膝关节置换。尤其是小儿麻痹症患者，往往这3个目标一个也达不到。

（3）一些患者髋关节的疾病也会导致膝关节的牵涉痛。这种放射到膝关节的疼痛是无法通过膝关节置换解决的。同时存在髋、膝关节异常时，要仔细判断膝关节疼痛的来源。

参考文献

1. NORMAN SCOTT W. Insall & Scott Surgery of the Knee［M］. Philadelphia：Elsevier, 2018：1933 – 1934.

2. WOOSHIN CHO. Knee Joint Arthroplasty［M］. Berlin：Springer, 2014：186.

3. MEDING J B , KEATING E M , RITTER M A , et al. Genu recurvatum in total knee replacement［J］. Clinical orthopaedics and related research, 2003（416）：64 – 67.

4. SEO S S , KIM C W , LEE C R , et al. Outcomes of total knee arthroplasty in degenerative osteoarthritic knee with genu recurvatum［J］. Knee, 2018, 25（1）：167 – 176.

5. MEDING J B , KEATING E M , RITTER M A , et al. Total knee replacement in patients with genu recurvatum［J］. Clinical orthopaedics and related research, 2001

（393）：244 – 249.

6. KRACKOW K A , WEISS A P. Recurvatum deformity complicating performance of total knee arthroplasty. A brief note ［J］. J Bone Joint Surg Am, 1990, 72 （2）: 268 – 271.

（刘恒　整理）

病例 17　膝关节置换术后屈曲挛缩的处理

病历摘要

【基本信息】

患者，男性，65 岁。

主诉： 右膝关节不能完全伸直 8 个月。

现病史： 患者 8 个月前因右膝关节骨关节炎、右膝内翻畸形行右膝全膝关节置换术（total knee arthroplasty，TKA），后患者因右膝关节僵硬不能完全伸直，不伴有压痛，后我院康复科医师建议行沙袋加压治疗，不见好转，遂来诊。

既往史： 体健。否认高血压、糖尿病、冠心病等病史。否认药物、食物过敏史。无手术、外伤、输血史。

个人史： 生于原籍。无烟酒嗜好。否认毒物接触史。

【专科查体】

右膝关节僵硬，无压痛，髌骨固定，浮髌试验（－），右膝关节屈曲 90°、伸直 30°，左膝关节屈曲 100°、伸直 0°，双侧侧方应力试验（－），抽屉试验（－），双侧回旋挤压试验（－），双下肢深浅感觉无明显障碍，双下肢足背动脉搏动对称。

【辅助检查】

双膝负重正侧位 X 线：右膝关节置换术后，右膝关节屈曲畸形。

【诊断】

右膝关节置换术后屈曲挛缩，右下肢肌力减退，平衡障碍。

【治疗经过】

入院后先行沙袋加压保守治疗，不见好转，后于手术室在全身麻醉下行手法松解术，膝关节屈曲较前好转，右膝关节屈曲90°、伸直5°，术后留置股神经及坐骨神经持续镇痛泵，继续行沙袋加压、红外线理疗、推拿及抗阻力训练等治疗后，右膝关节屈曲90°、伸直30°；后于手术室在全身麻醉下行右膝关节粘连松解加右侧胫骨关节面翻修术，术后患者右膝关节屈曲100°、伸直0°，给予红外线理疗、推拿、抗阻力训练、被动－主动屈伸膝训练、右下肢持续被动康复踏车训练等治疗，最终患者右膝关节活动范围：伸膝主动－7°，被动－3°；屈膝主动90°，被动100°。右下肢肌力：屈髋4级，髋内收、外展4＋级，髋后伸4级，伸膝3－级、屈膝4级，踝背屈、跖屈5级，左下肢肌力5级。患者右膝关节活动范围、右下肢肌力及行走能力较前有较大改善，康复出院。

【随访】

术后3个月、6个月、12个月后，患者右膝关节活动范围：伸膝主动0°，屈膝主动90°。右下肢肌力5级，左下肢肌力5级。

病例分析

本例为膝关节置换术后不合理的康复性锻炼导致的右膝关节术后屈曲挛缩畸形，患者行膝关节置换术后，由于疼痛等原因导致下肢正常活动能力下降，致小腿及大腿肌肉挛缩、膝关节周围软组织不平衡及屈伸间隙不平衡，出现膝关节僵直、下肢肌力下降现象，表现为患者膝关节屈伸活动能力下降，膝关节不能完全屈曲及伸

笔记

直，本病例可以发现，纯粹的康复保守治疗，不能使患者膝关节屈曲挛缩的症状完全改善，手术对于粘连组织的松解及关节置换才是解决问题的关键所在，然后再伴术后合理的康复性锻炼，才有利于患者恢复下肢正常的运动功能。当然，在临床上更多的是由于膝骨关节炎、类风湿性关节炎导致的屈曲挛缩畸形，症状性滑膜炎、股骨髁后面突出的骨赘、后方粘连性滑囊炎、后方关节囊、交叉韧带、小腿三头肌挛缩导致的膝关节不能伸直，出现屈曲挛缩。屈曲挛缩的程度决定了手术入路。≤15°为Ⅰ度挛缩，15°~30°为Ⅱ度挛缩，超过30°为Ⅲ度挛缩。屈曲挛缩的加重导致了截骨量和松解度的增加，也导致了假体限制度的增加。通过软组织松解和截骨恢复冠状面和矢状面的稳定性来矫正屈曲挛缩。具体来看，Ⅰ度挛缩：如果伸膝间隙小于屈膝间隙，需松解后方关节囊并对远端股骨髁截骨（多截除 2 mm）。如果后交叉韧带（posterior cruciate ligament，PCL）过紧导致伸膝间隙超过屈膝间隙，则胫骨假体试模前方抬起，股骨假体不能正确后滚，换句话说，胫骨假体迫使股骨向前移位。Ⅱ度挛缩：可通过松解合并的内翻或外翻畸形的挛缩侧软组织来矫正超过20°的屈曲挛缩畸形，并选用 CR 假体；如矫正Ⅱ度挛缩畸形损伤了 PCL 或侧方软组织结构，则需选用 PS 假体。Ⅲ度挛缩：如矫正屈曲挛缩畸形导致膝关节不稳，则应选用内翻/外翻限制型假体或旋转铰链假体。使膝关节完全伸直的关键是充分松解后关节囊，同时对胫骨近端、股骨远端进行大胆截骨。有研究对膝关节置换术前与术后 6 个月的下肢机械轴、股骨外翻角、胫骨外翻角、KSS 评分、WOMAC 评分进行比较，并得出手术前后下肢力线、胫骨外翻角、KSS 评分、WOMAC 评分差异有统计学意义（$P < 0.05$）。详见表 17-1。

表 17 - 1　术前与术后 6 个月机械轴、假体对线角度和临床评分比较（$\bar{x} \pm S$）

	机械轴（°）		股骨外翻角（°）		胫骨外翻角（°）		前伸（°）	
	术前	术后	术前	术后	术前	术后	术前	术后
骨关节炎	176±2	179±1	93±0.5	94±0.5	86±1	89±1	170±7	178±5*
类风湿关节炎合并屈曲挛缩	175±2	178±1	94±1	95±0.5	87±1	88±1	155±4	172±7*
类风湿关节炎屈曲挛缩合并外翻畸形	184±2	180±1*	94±0.5	93±1	95±2	91±2*	156±3	171±6*

	后屈（°）		KSS 评分（分）		WOMAC 评分（分）	
	术前	术后	术前	术后	术前	术后
骨关节炎	100±5	119±8*	124±22	180±19*	50±17	13±8*
类风湿关节炎合并屈曲挛缩	104±6	113±7*	118±23	179±21*	54±16	12±6*
类风湿关节炎屈曲挛缩合并外翻畸形	105±6	111±8*	117±22	181±20*	55±18	12±7*

注：与术前比较* $P < 0.05$。

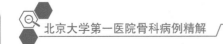

曹永平教授病例点评

本病例借 TKA 术后关节屈曲挛缩畸形系统地介绍了人工关节置换对于膝关节屈曲挛缩畸形的治疗效应，有效地证明了人工全膝关节置换术治疗单侧膝关节内翻合并屈曲挛缩畸形，可明显改善膝关节功能，效果确切。另外，术中对于软组织松解及术后的康复性锻炼是矫正膝关节屈曲挛缩畸形的关键，以达到合理化、个体化诊治效果。

参考文献

1. 王伟刚，张勇. 全膝关节置换挛缩问题的处理与术后效果 [J]. 中华骨与关节外科杂志，2017, 10（2）: 104 – 108.

2. 姜志圣，齐志远，王在斌. 人工全膝关节置换术治疗单侧膝内翻合并屈曲挛缩畸形效果观察 [J]. 河南外科学杂志，2016, 22（2）: 98 – 99.

3. 王波，罗建成，王平，等. 膝关节表面置换术治疗膝关节骨性关节炎合并内翻及屈曲挛缩畸形的疗效分析 [J]. 中国骨与关节损伤杂志，2017, 32（6）: 589 – 591.

4. 张晓岗，杨德盛，曹力. 膝关节屈曲挛缩畸形全膝关节置换术的软组织平衡 [J]. 新疆医学，2007, 37（6）: 92 – 94.

（王浩 整理）

笔记

病例 18　重度骨关节病伴关节外畸形

病历摘要

【基本信息】

患者，女性，83 岁。

主诉： 右膝关节疼痛 5 年，加重 1 年。

现病史： 患者 28 年前在外伤后出现右股骨髁上骨折，当地医院行切开复位内固定治疗后骨折畸形愈合。术后患者膝关节活动尚可。患者 5 年前于活动后右膝关节疼痛，休息后稍缓解；近 1 年右膝关节疼痛加重明显，影响睡眠。后多次就诊于我院门诊，于 2019 年 8 月 5 日收入院治疗。

既往史： 有高血压、糖尿病、冠心病、脑出血等病史，以及 PCI 置入术、左膝 TKA 手术史。

个人史： 无特殊。

【专科查体】

查体外观照见图 18 - 1。右侧大腿远端外侧可见一长约 20 cm 瘢痕，局部皮肤血供良好；右膝关节明显内翻畸形，内翻角度约 20°；右下肢较左下肢短缩约 2 cm；右膝关节屈伸活动受限，活动范围 10°~90°；右膝内外侧关节间隙压痛明显，髌骨研磨试验（＋），侧方应力试验（－），前后抽屉试验（－），回旋挤压试验（＋）。

【辅助检查】

下肢血管彩超：右侧胫后动脉重度狭窄。

超声心动图：左房扩大，陈旧下壁心肌梗死，射血分数正常。

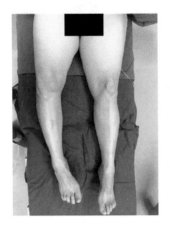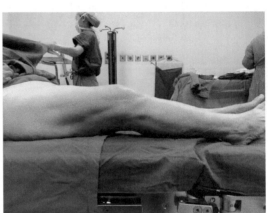

图 18 -1　查体外观照

头颅 MRI：双侧放射冠腔梗。

右膝关节负重正侧位 + 右膝髌骨轴位（图 18 - 2A、B、D）：右膝关节重度骨关节病，左膝关节置换术后。

双下肢全长（图 18 - 2C）：右下肢重度内翻畸形。

【诊断】

右膝关节骨关节病，右膝关节内翻畸形（关节外畸形）。

【治疗经过】

术前完善常规检查后，患者于 2019 年 8 月 8 日在椎管内麻醉下行右膝人工关节置换术，手术过程顺利。术后积极康复锻炼，至患者出院，患者右膝关节疼痛明显缓解，右膝关节活动能力显著改善，活动范围 0°～120°。术后复查 X 线检查提示下肢力线恢复良好（图 18 - 3）。

【随访】

患者出院后恢复良好，术后 1 个月可使用手杖独立行走外出活动，疼痛症状较前明显缓解。

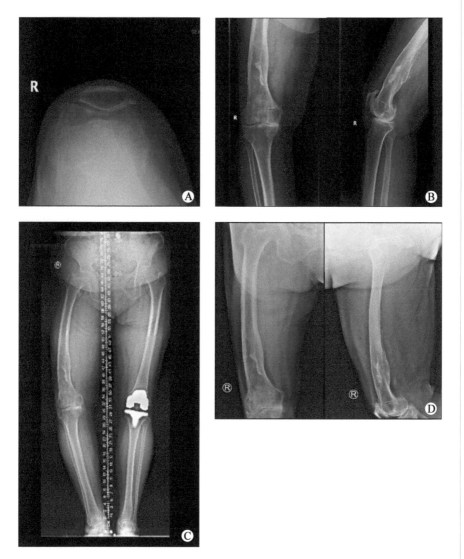

A：右膝关节髌骨轴位片；B：右膝关节负重正侧位片；C：双下肢全长片；D：右股骨正侧位片。

图 18 - 2　术前影像学检查

🔬 病例分析

　　TKA 是目前临床治疗严重膝关节骨关节病的最终治疗手段。在膝关节置换手术中，恢复下肢的机械力线及精确的软组织平衡是手

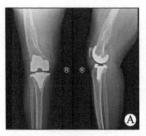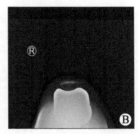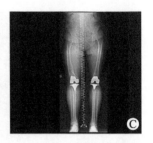

A：右膝关节负重正侧位片；B：右膝关节髌骨轴位片；C：双下肢全长片。

图 18-3　术后影像学检查

术的主要目标之一，同时也是保证置换术后膝关节假体长期生存的必要条件。对于一般的病例而言，要达到这个目标，基本的手术器械及技术就可以达到。但是，当膝关节存在严重畸形尤其是严重的膝关节外畸形时，术者必须在术中使用一些特殊的手术器械及关节假体才能顺利完成手术。通常来说，当关节外畸形相对较小时，通过适当的关节内代偿截骨和软组织平衡，单纯的膝关节置换手术即可以恢复下肢的正常力线；但当关节外畸形较严重时，采用关节内代偿性截骨的方法实施 TKA 可能造成软组织平衡困难、侧副韧带止点受损等情况，单纯的 TKA 手术不能恢复下肢的正常力线，需要先矫正关节外的畸形才能完成 TKA 手术。

对于合并有关节外畸形行 TKA 手术的患者，手术前应确定关节外畸形的程度及畸形与膝关节的相对位置。在临床上，负重位双下肢全长 X 线检查是评估关节外畸形及制订手术计划必不可少的检查。在某些特殊情况下，如存在旋转畸形时，需要行包括髋、膝、踝关节在内的下肢全长 CT 检查。通常来说，关节外畸形对于下肢力线的影响，因畸形的位置不同而不同。相同程度的畸形但是距离膝关节较近时，则可能需要更大幅度的矫正。在进行 TKA 手术时，需要考虑矫正的畸形包括冠状位畸形、矢状位畸形和旋转畸形。

冠状位畸形：伴有冠状位关节外畸形的患者，在术前拍摄下肢全长 X 线片后，可以通过模板测量或计算确定关节内代偿截骨的角度和厚度，这对于后续治疗方案的选择至关重要。根据之前的研究，如果关节内截骨线累及干骺端侧副韧带的止点，则提示单纯关节内代偿截骨的方式不能够矫正下肢力线，需要在关节外畸形处行截骨手术，一期或二期再行关节置换手术。另外，术前模板测量有助于确定普通关节置换器械是否适用，术中是否需要使用导航系统或特异性截骨导板（patient specific instrument，PSI）等特殊工具或器械来定位截骨平面。有研究表明，如果关节外畸形≤20°，通常可以通过单纯 TKA 实现关节内代偿性截骨矫正；另外还有研究表明，若股骨侧关节外畸形在冠状面上≥20°，胫骨侧关节外畸形≥30°，则需要关节外的截骨矫正来实现良好的下肢力线。

矢状位畸形：膝关节外矢状位畸形对膝关节活动的影响较冠状位畸形小，人体对此有更好的耐受性。一些研究认为股骨或胫骨侧畸形向后成角≤10°或向前成角≤20°时，可进行 TKA 在关节内矫正。当大于这个范围时，可选择在关节外截骨矫形。在纠正矢状位畸形时，还要考虑到膝关节屈伸活动的情况及相应的髋关节和踝关节活动所受到的影响，这比对肢体畸形的测量更具有意义。

旋转畸形：目前有关关节外旋转畸形对膝关节置换影响的研究相对较少。骨折的保守治疗和手术治疗一样，骨折端的成角力线可能被恢复，但是骨折端之间旋转力线的恢复往往容易被忽视。确诊下肢旋转畸形需要下肢的 CT 影像结果。下肢旋转畸形通常会通过髋关节的活动而得到部分代偿，因此在行 TKA 时大部分情况下不需要纠正，而当存在较大的旋转畸形需要矫正时，应考虑相应的并发症，并在 TKA 手术前分期手术以纠正畸形。

该患者为老年女性，因既往股骨髁上骨折导致右膝关节严重的内翻畸形，畸形以关节外畸形为主，合并有轻度的关节内畸形。术前测量股骨侧畸形角度为17°，患侧膝关节内翻畸形总计约23°。对于该患者，存在 3 种可行的手术方案：①分期手术，先施行关节外畸形截骨矫正术，待截骨处骨愈合后再行 TKA；②一期手术，TKA 手术同期行关节外截骨矫正；③关节内矫正，TKA 术中关节内代偿性截骨加软组织平衡获得下肢正常的机械轴线。很显然，前两种手术方案的手术原理更加简单，截骨后再矫正畸形使恢复软组织平衡也变得更加容易，但额外的截骨手术显然会增加手术难度、手术时间和创伤，要求患者对手术的耐受能力比较强。考虑到患者年龄较大、合并症较多、手术耐受能力有限，且股骨侧关节外畸形的角度相对不大（<20°），因此最终选择了第 3 种手术方案，即一期 TKA + 术中关节内代偿性截骨加软组织平衡的方法。同时，为了获得更精确的术中截骨角度，减少股骨侧开髓对患者的影响，我们放弃使用传统的 TKA 器械，选择使用 IASSIST 导航系统进行股骨远端和胫近端截骨。截骨完成后，通过骨膜下剥离 + Pie-crusting 相结合的技术逐步松解内侧副韧带，充分仔细地平衡软组织，获得良好的下肢力线。通过术前详细的计划、术中精确的操作、术后积极的康复锻炼，患者术后恢复良好，右膝关节活动范围显著改善（恢复至0°～120°），术后 6 天即康复出院。

曹永平教授病例点评

（1）合并严重关节外畸形的膝关节置换相对比较少见，目前主要包括 3 种方法：①分期截骨 + TKA；②一期截骨 + TKA；③单纯 TKA + 软组织平衡。这三种方法哪种效果更好目前尚缺乏统一的意见。通常而言，在关节外畸形较为严重的情况下，分期手术有着很明显的优点，但是当畸形可以通过关节内矫正，并获得较为良好的软组织和韧带平衡时，仍首选关节内矫正。当关节外畸形离关节较为接近时，也可选择同时行截骨和TKA，使用限制性的假体和固定材料固定截骨部位。在制定手术方案时，应当充分考虑畸形的大小、患者对功能的要求及身体条件等因素，综合进行考量。

（2）当存在严重的关节外畸形时，传统的膝关节置换手术工具往往不能应用，需要额外的方法来确定截骨平面及截骨量。目前，应用较多的主要是计算机导航技术和3D打印技术。其中，导航技术因为无须额外的影像学资料、术中可实时验证、可重复性高等优点受到越来越多关节外科医师的青睐。

参考文献

1. WANG J W, WANG C J. Total knee arthroplasty for arthritis of the knee with extra-articular deformity ［J］. J Bone Joint Surg Amr, 2002, 84（10）: 1769 – 1774.

2. INSALL J N. Surgery of the Knee ［M］. New York: Churchill Livingstone, 1984: 8.

3. INSALL J N, RANAWAT C S, SCOTT W N, et al. Total condylar knee replacement: preliminary report ［J］. Clin Orthop Relat Res, 1976, 120: 149 – 154.

4. ZHANG X G, KHURRAM S, CAO L. One-stage total knee arthroplasty for patients with osteoarthritis of the knee and extra-articular deformity ［J］. Int Orthop, 2012, 36（12）: 2457 – 2463.

5. KLEIN G R, AUSTIN M S, SMITH E B, et al. Total knee arthroplasty using computer-assisted navigation in patients with deformities of the femur and tibia ［J］. J Arthroplasty, 2006, 21（2）: 284 – 288.

（吴浩　整理）

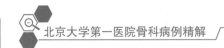

病例 19　合并股骨侧关节外畸形的膝关节重度骨关节病

病历摘要

【基本信息】

患者，男性，56 岁。

主诉： 右股骨髁上骨折畸形愈合 20 年，右膝疼痛加重 1 年。

现病史： 患者 20 年前因车祸致右侧股骨髁上开放骨折，行清创、切开复位内固定术治疗后骨折畸形愈合，术后 1 年取出内固定物，遗留螺钉 1 枚。近 1 年来开始出现右膝关节疼痛，活动时加重，休息后可缓解，口服止痛药后可略缓解。近期患者右膝关节疼痛明显加重。现为求进一步诊治收入院。

既往史： 体健。否认高血压、糖尿病、心脏病、脑血管病、肝炎、结核病等病史。过敏（－）。

个人史： 无特殊。

【专科查体】

右膝关节及大腿外侧可见一长约 30 cm 的伤口瘢痕，局部皮肤血供良好；右下肢较对侧短缩约 2 cm；右膝关节明显内翻畸形，内翻角度约 30°；膝关节间隙压痛明显；右膝关节屈伸活动受限，0°~90°。大体外观照见图 19－1。

【辅助检查】

入院检查：ESR 7 mm/h，CRP 1.43 mg/L；ECG、UCG、BUS（下肢血管）均无异常。

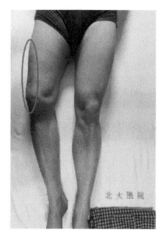
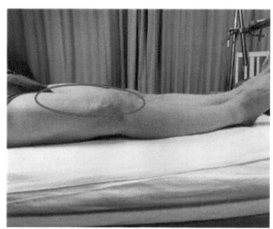

图 19 - 1　术前大体外观照

入院 X 线检查见图 19 - 2。

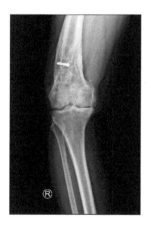
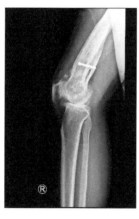
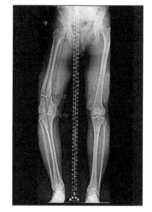

图 19 - 2　入院 X 线检查

【诊断】

右膝重度骨关节病，右膝关节内翻畸形合并关节外畸形；右股骨远端骨折术后畸形愈合，右股骨远端内翻畸形。

【治疗经过】

完善术前检查，排除手术禁忌后，于手术室在全身麻醉下行一期右侧股骨内固定取出、股骨髁上闭合外翻截骨术及右侧全膝关节

笔记

121

表面置换术，手术过程顺利。术后 X 线片及大体外观照如图 19 -3、图 19 -4 所示。

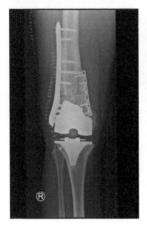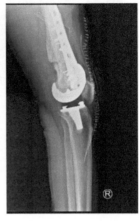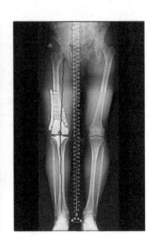

图 19 -3　术后 X 线片

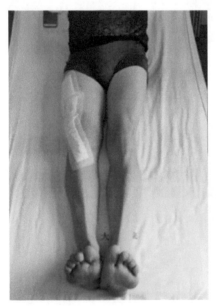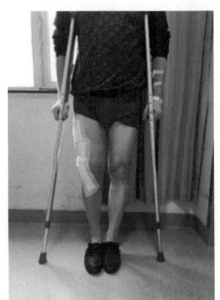

图 19 -4　术后大体外观照

【随访】

术后随访，患者疼痛缓解，膝关节功能恢复良好。

病例分析

TKA 是治疗终末期膝关节骨关节病的有效方法。合并有关节外股骨侧畸形的膝关节骨关节病的治疗方案有多种选择，包括：①一期 TKA + 关节内矫形；②一期截骨矫形 + 同期 TKA；③一期截骨矫形 + 二期 TKA。每种方法的选择有其适应证及优缺点。

一期关节内矫形由于其操作简单，可用来矫正不太严重的关节外畸形。而成角畸形超过 20°或是股骨冠状位解剖轴和机械轴相差 13°，则不可能使用关节内矫形。Wang 等提出矢状位约 15°的成角畸形可通过关节内矫形矫正。换句话说，关节内矫形不能用于需要股骨髁上截骨的重度关节外畸形。如果使用带偏距延长杆，并在畸形对侧应用金属垫块或植骨，或者在侧副韧带受损后选用限制性假体或定制假体，则可使用关节内方法矫正更多畸形。

如果关节内矫形不能实现，则需要关节外畸形矫正，矫形方法分为一期和二期。一期矫正成本效益高，耗时短，同时行 TKA 截骨时可获得自体骨植骨。该方法的缺点是对手术技术要求高，且存在皮肤坏死、骨折不愈合或延迟愈合、感染等风险。Mason 推荐以下手术步骤：第一步，先行正常部位截骨（股骨畸形先行胫骨截骨）；第二步，伸直位软组织平衡；第三步，根据对线在畸形部位矫形截骨；第四步，固定截骨部位；第五步，股骨侧全膝关节置换操作。

二期矫形方法相对简单，但其获得骨愈合需要较长时间。对于重度畸形病例，Rand 报道二期关节置换术后预后不良且并发症较

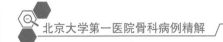

多，而 Mann 等对比一期和二期膝关节置换结果发现两种方法无明显差异。但感染是二期关节置换术相关的最严重的并发症。

我们选用一期截骨矫形 + 同期 TKA 术治疗该例合并关节外畸形的骨关节病患者。术前 X 线片提示：mFTA 为 204°，mMPTA 为 86°，JLCA 为 2°，mLDFA 为 109°，股骨矢状位畸形为 12°。这些数据显示患者下肢畸形主要来源于股骨侧干骺端，且合并有股骨侧冠状位和矢状位畸形。冠状位上股骨侧畸形超过 24°，远近端解剖轴成角 20°，解剖轴与机械轴相差 19°。一期关节内矫形不能处理如此大的关节外畸形，且考虑到一期截骨矫形、二期 TKA 术的效益和风险，我们最终选用一期截骨矫形 + 同期 TKA 术作为手术方案。

股骨外翻截骨分为闭合性外翻截骨和开放性外翻截骨。考虑到截骨骨折不愈合或延迟愈合的风险，我们选择闭合性外翻截骨、双钢板固定，同时用 TKA 截骨时获得的自体骨植骨。术前测量股骨远近端成角畸形为 20°，由此计算的闭合截骨外侧皮质长度为 2 cm。

导航、髓内定位及髓外定位是常见的几种定位方法。对于合并关节外畸形，导航技术有其独特的优势，且可获得更好的临床结果。导航系统用在定位过程中捕捉到的特定点（髋、膝、踝关节中心）来确定股骨、胫骨及下肢机械轴。因此，导航可以决定机械轴及假体的位置，而不需要考虑任何股骨、胫骨畸形或内固定物的存在。但该方法的应用受导航工具普及的局限。髓外定位存在术中不确定性，联合 C 形臂的使用也可确保对线。髓内定位需要良好的术前设计，且与股骨侧畸形部位及其特点相关。由于该患者需要在干骺端截骨，且患者股骨干及近端髓腔良好，因此我们选用髓内定位方法。术中行股骨髁上截骨后，经髁间前内侧插入髓腔定位杆，经截骨线插入股骨干及股骨近端，选用外翻6°截骨，即可获得良好的股骨远端截骨。参考通髁线，确定股骨外旋截骨。采用髓外定位法，确定胫骨平台截骨。完成截骨及初步松解后，关节内侧依然紧张。我们继续松解后内侧角，采用 pie-crusting 方法松解内侧副韧带，直至伸直屈曲内外侧平衡。最后完成表面膝关节置换，同时采用内外侧双钢板固定股骨远端截骨部位。

曹永平教授病例点评

（1）膝关节骨性关节炎合并关节外畸形是膝关节置换术的难点，手术方案的选择需要结合患者的需求及术前影像学表现。该患者关节外畸形严重，因此选择一期关节外矫形、同期 TKA 术是合理的。

（2）一期关节外矫形、同期 TKA 术对手术技术要求高，需要有良好的术前计划。该病例选择髓内定位法进行股骨远端截骨，逐步松解内侧软组织，达到良好的间隙平衡。这是术后患者获得良好功能的前提条件。

（3）该患者既往有手术史，残留有内固定，且一期行关节外矫形，同期行 TKA 手术，有感染、皮肤坏死、伤口愈合不良、截骨部位骨折不愈合或愈合延迟等风险，术前需与患者充分交流沟通。

参考文献

1. 阿伦·B. 穆拉吉，高塔姆·M. 谢蒂. 人工全膝关节置换术中的畸形矫正 [M]. 王万春，毛新展，译. 长沙：湖南科学技术出版社，2017.

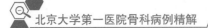
2. 佩利. 矫形外科原则［M］. 陈坚, 译. 北京：中国医药科技出版社, 2005.

3. 周宇信. 膝关节置换术策略与技巧［M］. 钱齐荣, 姚振均, 柴伟, 译. 上海：上海科学技术出版社, 2015.

（潘利平　曹永平　整理）

笔记

病例 20 血友病性膝关节炎的关节置换

病历摘要

【基本信息】

患者，女性，65岁。

主诉： 右膝关节疼痛 6 年，加重伴左膝关节疼痛 2 年。

现病史： 患者 6 年前开始出现活动后右膝关节疼痛，休息后好转，无晨僵，无皮疹，无皮肤红肿和发热等症状。患者 2 年前开始右膝症状加重伴左膝关节活动后疼痛，目前患者疼痛明显，无法自行上下楼及远距离活动（低于 100 米）。5 个月前就诊于当地医院行双膝关节正侧位片提示双膝关节退变伴双膝内翻畸形，给予止疼与关节腔注射玻璃酸钠对症治疗后症状稍有缓解。2 个月前于当地住院拟行关节置换治疗，术前查凝血功能提示血友病，故转诊至我院。

既往史： 有轻度出血倾向，但无大出血情况。否认高血压、糖尿病、冠心病等疾病。否认药物、食物过敏史。无手术、外伤、输血史。

个人史： 生于原籍，无烟酒嗜好，否认毒物接触史。

【专科查体】

双膝关节无红肿，右膝关节轻度内翻畸形，内翻角度约 20°；双下肢等长；右膝关节内侧间隙压痛（＋），右膝髌骨研磨试验（＋），右膝回旋挤压试验（＋），双膝侧方应力试验（－），双膝前后抽屉试验（－）。右膝关节屈伸活动受限，活动范围 0°～100°。对

笔记

侧髋膝关节查体无明显异常。足踝关节无异常。四肢肌力、感觉正常。

【辅助检查】

术前双膝负重正侧位片提示双膝关节重度退变，右膝关节内翻畸形。相关影像学检查见图20－1、图20－2。心电图等术前常规检查均无明显异常。实验室检查：凝血功能提示 APTT 86 s，Ⅺ因子活性13%。白细胞计数及中性粒细胞计数正常。血沉及 C-反应蛋白正常。其余术前检查和化验无特殊。

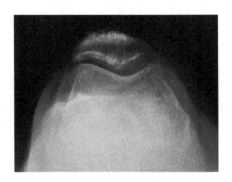

图20 -1　右膝髌骨轴位片

【诊断】

右膝血友病性关节炎，血友病 A 型。

【治疗经过】

术前按照血液科会诊意见每日输注新鲜血浆30 mL/kg 直至Ⅺ因子活性超过50%后，于2017年8月22日在全身麻醉＋神经阻滞麻醉下行右膝人工关节置换术。手术过程顺利，术后隔日给予新鲜血浆10 mL/kg 直到伤口愈合。术后患者右膝关节疼痛明显缓解，右膝关节活动能力显著改善，活动范围0°～120°。术后复查 X 线提示下肢力线恢复良好（图20 -3）。

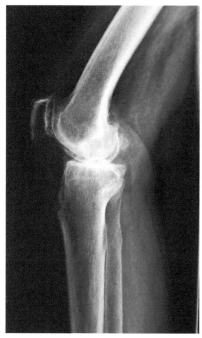
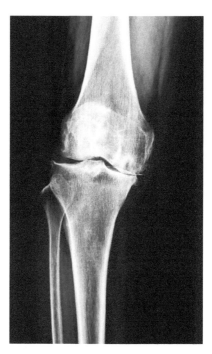

图 20 -2　右膝正侧位片（术前）

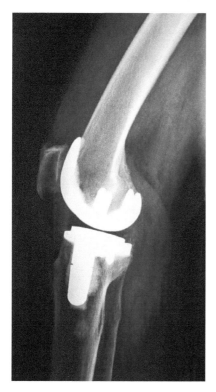
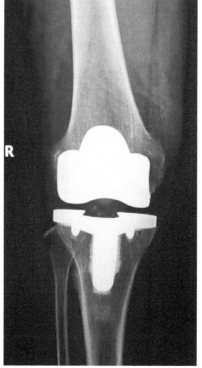

图 20 -3　右膝正侧位片（术后）

【随访】

于术后 1 个月、3 个月、6 个月、12 个月随访，患者关节功能恢复良好，无屈曲挛缩和过伸。置入假体无异常。

病例分析

血友病性膝关节炎是一种遗传性凝血因子缺乏病，可自发性出血或轻微创伤即出血。常见关节内出血，膝关节出血约占总病例数的 2/3。关节内反复出血可导致关节退行性变，据文献报道，补充凝血因子治疗并不能改善关节病变进展。血友病根据缺乏凝血因子的不同，分为：A 型，即因子Ⅷ缺乏；B 型，即因子Ⅸ缺乏；C 型，即因子Ⅺ缺乏。根据凝血因子缺乏的程度，可分为重症、中度与轻症。①＜1% 为重症，出生后 1 年左右就可发生关节内出血，学龄前 90% 以上出现异常出血；②＜5% 为中度，有时出血，但出血频率较少；③在 5%～25% 为轻症，几乎见不到自发性出血，仅在创伤或拔牙时有异常出血。结合本病例，该患者为轻度 C 型血友病性膝关节炎。血友病关节炎的治疗一般为阶梯治疗：轻度血友病性膝关节炎患者除了定期补充凝血因子外，还应避免剧烈运动和碰撞、外伤等。中度血友病性膝关节炎患者应给予对症止疼治疗和关节镜下滑膜切除术。如果患者膝关节积液多、疼痛剧烈可行关节穿刺抽液治疗。重度血友病性膝关节炎患者最有效的治疗方法为人工关节置换，但是应当尽量拖延关节置换的年龄。

全膝关节置换（total knee arthroplasty，TKA）是目前临床治疗重度膝关节疾病的最终治疗手段。在膝关节置换手术中，恢复下肢的机械力线及精确的软组织平衡是手术的主要目标之一，同时也是保证置换术后膝关节假体长期生存的必要条件。该患者为轻度内翻膝，内外侧副韧带功能良好，手术难度不算太大。然而血友病性膝关节炎患者的人工关节置换难点在于围手术期治疗，其中血液科会诊和凝血因子的补充、监测至关重要，不然会因为大出血而造成不可挽救的后果。

以下将通过本病例的诊疗过程对血友病性膝关节炎的关节置换注意事项进行小结。①术前：严格按照血液科和麻醉科会诊意见完善了术前检查，并且术前补充XI因子使其活性达到50%以上。充分做好手术备血，控制好内科合并症。术前通过详细的体格检查评估内外侧副韧带功能情况，通过双下肢全长片和双膝负重正侧位片精确测量畸形角度。必要时还可以进行膝关节 CT 检查，以评估股胫骨骨缺损、股骨髁和胫骨平台外旋情况。术前应对假体类型、型号和安放位置进行详细的计划，但是也应考虑到术中的意外情况，提前准备好相应的工具和假体（如限制性及半限制性假体、垫块和螺钉等）。②术中：为了减少硬膜外出血风险，推荐采用全身麻醉＋神经阻滞麻醉，恢复下肢力线和关节稳定性应该放在第一位。手术过程中通过减少软组织剥离和软组织激惹，缩短手术时间，严密止血，使用氨甲环酸等药物减少术后出血。③术后：伤口引流和加压包扎是必不可少的，引流管留置时间可适当延长，但是不可超过 72 小时。术后应严密监测生命体征、引流量、血色素和XI因子活性，以便及时发现大出血和进行输血治疗。术后还应及时补充XI因子（隔日 10 mL/kg），直到伤口愈合为止。除此之外术后早期功能锻炼不应太积极，功能锻炼可以等到血色素稳定之后缓慢进行。还需要注意的一点是血友病患者感染风险较正常患者相对较高，故推荐术后抗生素治疗应达到 3 天及以上。

曹永平教授病例点评

（1）血友病本身发病率较低，因此血友病性膝关节炎在临床上比较罕见。膝关节是血友病性关节炎最常见的部位，其次为肘关节和踝关节。血友病性膝关节炎根据所缺乏的凝血因子不同可分为 A 型（凝血因子Ⅷ缺乏）、B 型（凝血因子Ⅸ缺乏）和 C 型（凝血因子Ⅺ缺乏）。血友病性膝关节炎一般推荐阶梯治疗，轻中度主要以避免剧烈运动和外伤、补充凝血因子、对症止疼、关节穿刺抽液及关节镜下滑膜切除术等方式为主；重度血友病性膝关节炎最有效的治疗方式为人工关节置换，不但可以缓解疼痛，还可以提高活动功能。

（2）血友病性膝关节炎的关节置换难点往往在围手术期治疗上，术前分型和血液科会诊至关重要。一般需要术前补充凝血因子活性到较高水平才能进行手术，手术首选全身麻醉，术中尽量减少软组织剥离和手术时间，推荐使用氨甲环酸减少出血。术后也需要补充凝血因子至伤口愈合，术后引流时间和抗生素治疗时间可适当延长。术后功能锻炼不可操之过急，不仅开始功能锻炼的时间要晚于正常人，功能锻炼也需要避免过猛过快。

参考文献

1. 张冰，王洋，王建民. 血友病性关节炎诊治进展 [J]. 现代医药卫生，2018，34（11）：1683 – 1686.

2. WYSEURE T, MOSNIER L O, VON DRYGALSKI A. Advances and challenges in hemophilic arthropathy [J]. Seminars in hematology, 2016, 53 (1)：10 – 19.

3. WOJDASIEWICZ P, PONIATOWSKI Ł A, NAUMAN P, et al. Cytokines in the

pathogenesis of hemophilic arthropathy［J］. Cytokine & growth factor reviews, 2018,
39: 71 - 91.

4. RODRÍGUEZ-MERCHÁN E C. Total knee arthroplasty in hemophilic arthropathy
［J］. Am J Orthop（Belle Mead NJ）, 2015, 44（12）: E503 - E507.

5. OYMAK Y, YILDIRIM A T, YAMAN Y, et al. The effectiveness of tools for
monitoring hemophilic arthropathy［J］. Journal of pediatric hematology/oncology,
2015, 37（2）: e80 - e85.

（塔拉提　整理）

笔记

病例 21　严重膝外翻的膝关节置换

病历摘要

【基本信息】

患者，女性，79 岁。

主诉：双膝关节肿痛 8 年，加重半年。

现病史：患者 8 年前出现行走后双膝关节疼痛伴肿胀，右侧为重，伴右膝外翻畸形和晨僵。7 年前就诊外院，诊断为类风湿性关节炎，行右膝人工关节置换术。术中顺利，术后恢复尚可。患者术后出现左膝关节疼痛和肿胀，间断口服止疼药保守治疗。半年前患者左膝疼痛伴肿胀明显加重，跛行，伴膝外翻畸形和晨僵，为进一步诊治入院。

既往史：7 年前诊断为类风湿性关节炎，否认高血压、糖尿病、冠心病、肝炎、结核等病史。

个人史：否认烟酒嗜好，否认疫区、疫水接触史。

【专科查体】

右膝可见膝前手术瘢痕。左膝外翻畸形，关节轻度肿胀，无红肿，关节周围压痛，屈 90°、伸 0°，浮髌试验（－），内外侧应力试验（－），回旋挤压试验和抽屉试验无法配合。左下肢无明显肿胀，足背动脉搏动良好。

【辅助检查】

血沉 25 mm/h，C-反应蛋白 21.5 mg/L，白细胞、类风湿因子和抗链球菌溶血素 O 均正常。

笔记

下肢全长 X 线片（图 21 - 1）：右膝人工关节术后，左膝外翻畸形，外侧关节间隙消失，软骨下骨硬化，关节周围大量骨赘形成。术前 HSS 评分 56 分。

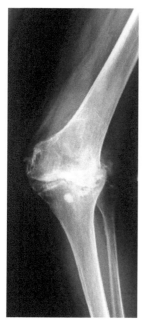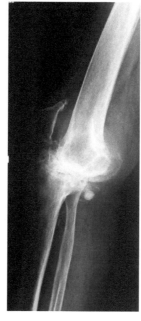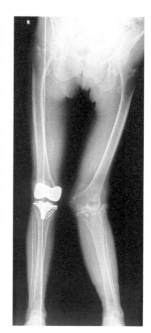

图 21 -1　下肢全长 X 线片

【诊断】

左膝重度骨关节病、右膝人工关节置换术后、类风湿性关节炎。

【治疗经过】

入院后完善检查，行左膝表面人工关节置换术。手术顺利，术后患者恢复良好。术后下肢全长 X 线检查见图 21 -2。

【随访】

术后 1 个月复查患者无明显膝关节疼痛，能自行行走，跛行消失，屈 100°、伸 0°。HSS 评分 86 分，术后 3 个月复查，HSS 评分 96 分。

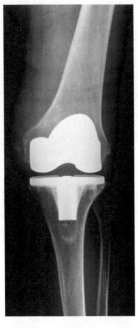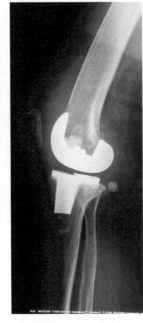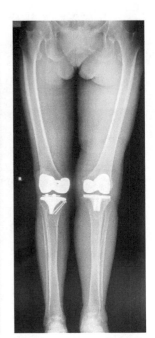

图 21 -2　术后下肢全长 X 线片

病例分析

膝外翻在人工关节置换术中比例相对膝内翻低，常伴有股骨髁远端和后髁畸形、胫骨平台外侧骨缺损、髌骨关节面磨损严重、内侧软组织松弛和外侧软组织紧张等特点。因为以上特点，膝外翻人工膝关节置换术的手术难度较膝内翻明显增加。因此，将从以下几个方面对膝外翻人工膝关节置换进行小结。

（1）术前准备：因为需要对膝外翻的骨性和软组织条件进行评估，术前需要进行手法检查，同时需要进行膝关节和下肢全长的 X 线检查，也可以行膝关节应力位 X 线检查，评估膝关节外翻、下肢力线和内外侧副韧带的松弛度。此外，还可以进行膝关节 CT 检查，以评估股胫骨骨缺损、股骨髁和胫骨平台外旋情况，对假体类型、型号和安放位置制订更为详细的计划。如果存在较大的关节外畸形导致膝外翻，可以考虑进行股骨髁上截骨进行力线矫正。

（2）术中处理：①股骨侧外翻和外旋处理。股骨外翻截骨尽量保持6°，为外侧髁截骨而加大度数可能残留膝外翻（如本例病例）。股骨远端适量截骨，为外侧髁截骨而增加远端截骨会导致关节线抬高，并可能会出现内侧关节间隙严重松弛，或者股骨内上髁损伤的情况。在能够避免以上情况的前提下可少量增加远端截骨。个人建议增加远端截骨可以在胫骨截骨后评估内侧间隙情况再做决策，防止出现内侧间隙过度松弛。如果未增加截骨之前已经出现内侧严重松弛，那么股骨外侧髁远端就需要使用骨水泥填充、自体骨移植和金属垫块植入等方法进行修复。在严重膝外翻的病例中可能出现股骨外侧后髁无法截骨的情况，那么股骨外旋的确定就格外重要。主要通过解剖标志进行定位，可以通过 Whiteside 线和通髁线确定外旋。加大外旋度数，可以增加股骨外侧后髁和减少内侧后髁截骨量，对屈曲的稳定性有一定的帮助。②胫骨侧处理。在严重膝外翻的病例中，胫骨平台外侧可以出现骨缺损，多数在后外侧。在初次截骨时，按照内侧平台下 2 mm 确定截骨线。此时可能出现包容性骨或后外侧骨缺损，在屈伸间隙稳定的情况下可以少量增加截骨，以减小骨缺损面积和深度，对松弛外侧软组织有一定帮助。如果内侧软组织严重松弛，在无法增加截骨的情况下，在评估骨缺损的面积和深度后可以进行单纯骨水泥、骨水泥加螺钉、自体骨移植或者金属垫块的修复。③软组织平衡。这是膝外翻人工关节置换术最为重要的步骤。术中通常需要反复多次进行软组织平衡测试，并且和截骨操作紧密结合。个人建议在显露膝关节后就应该进行软组织平衡测试，以此可以改变截骨量，并且在任何非常规操作之前都应该进行测试，以预判操作之后的结果。在截骨之后，内侧关节间隙达到理想要求时外侧仍可能出现关节间隙过小、软组织仍然紧张的情况，在这种情况下需要判断屈曲位还是伸直位不平衡，然后根据外侧软组织结构的作用进行逐步松解。松解过程中反复测试平衡效果。外侧和后外侧能够松解的软组织结构主要包括髂胫束、关节囊、外侧副韧带、腘肌腱和腓肠肌外侧头。在膝关节伸直位，以上软组织都有维持稳定性的作用，但在屈曲位，主要是外侧副韧带、腘肌腱和后外侧关节囊。因此，在屈曲位平衡而伸直位外侧紧张时，先松解髂胫束，进一步松解后侧关节囊即可；在伸直位平衡而屈曲位外侧紧张时，先松解腘肌腱，进一步松解外侧副韧带和后外侧关节囊；如果屈伸位均不平衡，可以先松解外侧副韧带，进一步松解腘肌腱和后外侧关节囊。一般按照以上步骤进行松解均能达到理想效果，而且能够保证不会过度松解。在特殊情况下，可以松解腓肠肌外侧头，如果仍然无法达到松解效果，则需要考虑进行内侧副韧带紧缩的处理。另外，大多数手术医生进行软组织平衡测试采用0°和90°，根据文献对膝关节松弛度的报道，个人建议测试膝关节软组织平衡加用30°和60°，这样会增加对软组织平衡判断的信心。

除了手术技术之外，人工假体的选择是术前和术中需要充分考虑的问题。对于膝外翻人工关节置换，采用后稳定型膝关节假体容易维持膝关节稳定性。术前存在内侧副韧带严重松弛、膝外翻度数大于30°的病例，一定要在术前准备半限制性或者限制性假体。此外，对于严重膝外翻的病例，腓总神经损伤的并发症也是值得注意的问题。

📋 曹永平教授病例点评

（1）膝外翻人工关节置换术值得术前的重视。通过详尽的术前准备，对手术方式、人工假体类型、术中可能出现截骨和软组织平衡问题要有充分的准备，以免出现术后力线纠正不够、膝关节不稳定和神经损伤等情况。

（2）术中采用的手术技巧十分重要。截骨和软组织平衡两个问题需要紧密结合，以膝关节稳定为优先原则，冷静思考，采用合理的决策，以达到最好的平衡状态。

参考文献

1. RANAWAT A S, RANAWAT C S, ELKUS M, et al. Total knee arthroplasty for severe valgus deformity ［J］. J Bone Joint Surg Am, 2005, 87 S 1（Pt 2）: 271 – 284.

2. LANGE J, HAAS S B. Correcting severe valgus deformity: taking out the knock ［J］. Bone Joint J, 2017, 99-B（1 S A）: 60 – 64.

3. XIE K, LYONS S T. Soft tissue releases in total knee arthroplasty for valgus deformities ［J］. J Arthroplasty, 2017, 32（6）: 1814 – 1818.

4. LUYCKX T, VANDENNEUCKER H, ING L S, et al. Raising the joint line in TKA is associated with mid-flexion laxity: a study in cadaver knees ［J］. Clin Orthop Relat Res, 2018, 476（3）: 601 – 611.

（杨昕　整理）

第二节　髋关节病例

■ 病例22　银屑病性髋关节炎

病历摘要

【基本信息】

患者，男性，20岁。

主诉：皮疹7年，髋关节疼痛8个月，发现髂骨占位1个月。

现病史：患者7年前因全身皮疹被他院诊断为"银屑病"，予以药物治疗后基本好转。20个月前出现左踝关节肿痛，外院按照"皮肤感染"用抗生素治疗半月后好转，但全身皮疹加重，右侧腹股沟淋巴结肿大。17个月前出现左上肢无力，双踝关节肿痛，于我院风湿免疫科就诊，行血液检查及超声检查，诊断为银屑病性关节炎，予以药物治疗后好转。10个月前自行停药后皮疹增多蔓延全身，8个月前出现双髋关节疼痛伴双侧淋巴结肿大，右侧为著，活动后加重，髋关节活动受限，于我院检查提示银屑病关节炎复发，为进一步治疗转骨科继续治疗。

既往史：体健，否认高血压、糖尿病、肝炎、结核等病史。

个人史：生于河北，长期生活、工作于河北，未婚未育，否认外伤手术史，否认过敏史，否认冶游史，家族中堂哥患神经性皮炎、伯父患银屑病。

【专科查体】

跛行步态，扶双拐下地活动。右髋表面皮肤可见色素沉着，右髋屈曲挛缩畸形（图22-1）。右髋关节活动度：屈曲70°、伸直40°，内外旋受限，压痛(+)。多关节肿胀轻度畸形。

【辅助检查】

髋部X线片（图22-2、图22-3）提示右髋关节间隙消失，关节周围骨赘不明显，左髋关节间隙变窄。骶髂关节X线片及核磁共振检查未见明显异常。血常规、生化及血沉、CRP检查结果均正常。

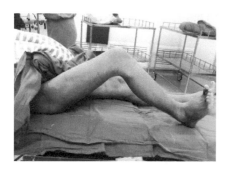

图22-1 术前髋关节屈曲挛缩畸形

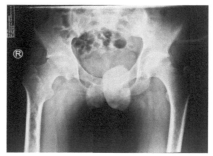

图22-2 术前双髋正位X线片

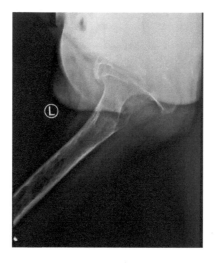

图22-3 术前左髋水平侧位X线片

【诊断】

银屑病性髋关节炎。

【治疗经过】

完善相关检查并进行了充分的术前准备，且与患者及家属签署了手术知情同意书和治疗选择书等手续后，2019 年 1 月 11 日于我院手术室在全身麻醉下行右人工全髋关节置换术，手术中采用了侧卧位直接前侧入路（direct anterior approach，DAA），术中使用直径 56 mm 髋臼外杯、陶瓷内衬、12 号股骨假体柄，安装颈长 46 mm、外径 36 mm 陶瓷股骨头，患者术后 1 周出院。术后相关影像学检查及髋关节恢复伸直状态见图 22 - 4 至图 22 - 6。

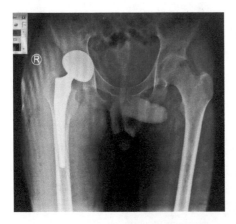
图 22 - 4　术后双髋正位 X 线片

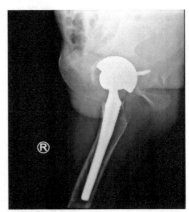
图 22 - 5　术后右髋水平侧位 X 线片

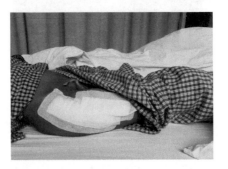
图 22 - 6　术后髋关节恢复伸直状态

【随访】

出院后 6 周复查时，步态仍有跛行，右髋关节还有一定的屈曲挛缩，Thomas 试验（＋），术后 3 个月患者右髋关节恢复了伸直功能，步态不再跛行，Thomas 试验（－），患者彻底恢复了正常的髋关节功能，右髋可以屈曲 150° 以上，患者术后髋关节功能恢复满意。

病例分析

该患者是青年男性，慢性病程，主因"皮疹 7 年，髋关节疼痛 8 个月，发现髂骨占位 1 个月"入住风湿免疫科，予以抗免疫治疗后症状逐渐缓解，除外感染性关节炎、类风湿性关节炎等疾病，完善检查后明确诊断为"右髋银屑病性髋关节炎"。该病例患者特别年轻，而髋关节置换中所用的人工关节假体有一定的使用年限，所以对于年轻的患者一般不会首先选择关节置换手术，但该患者右侧髋关节严重毁损，除了关节置换没有更好的既解决疼痛又能改善髋关节活动度的治疗方法，而且术前髋关节疾病已经严重影响了他的生活质量，生活不能自理。所以，对于该患者，综合考虑治疗疗效和使用年限，髋关节置换使用最耐磨、使用年限最长的陶瓷对陶瓷的人工髋关节是最佳选择，这种人工关节材料理论上可以使用 30 年以上，所以我们选择在内科疾病控制稳定的基础上进行了右侧人工全髋关节置换手术，术中使用的人工关节假体是德国进口的第四代陶瓷对陶瓷的生物型髋关节假体。

对于这样的银屑病性关节炎患者，首先需要控制全身免疫性疾病，进行内科免疫治疗，待原发病"银屑病"治疗稳定之后，再根据髋关节病变的情况选择保守治疗或手术治疗。

笔记

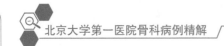

张道俭教授病例点评

（1）关于银屑病性关节炎：银屑病性关节炎是一种血清反应阴性的关节病变，其有很多临床表现，并且有接近一半的银屑病患者会有关节炎表现。银屑病性关节炎应该尽早诊断以延缓对关节的毁损和防止进一步导致失能。为了改进银屑病性关节炎的诊断，医生应该观察周围炎性疼痛、轴性炎性疼痛、指炎及臀部和坐骨疼痛。绝大多数的银屑病性关节炎患者，通过非甾体抗炎药、慢作用抗风湿药和生物制剂等药物治疗是有效的。但是，当药物治疗失效时，银屑病性关节炎患者可以通过骨科手术获得受益，骨科手术不仅可以改善关节功能，还可以提高生活质量。全髋关节置换、全膝关节置换和关节镜下膝关节滑膜切除术是给银屑病性关节炎患者提供的最常用的手术方式。银屑病性关节炎的治疗需要一支多学科综合治疗团队，其中应包括皮肤科专家、风湿免疫科专家、物理治疗师和骨外科医生。

该患者是少见的髋关节银屑病性关节炎的病例，由于原发病"银屑病"造成髋关节软骨被侵蚀后导致髋关节疼痛伴活动障碍，髋关节病变对患者的生活质量造成了极大影响，使患者生活没法自理。髋关节表现为屈曲挛缩40°严重畸形，X线片显示髋关节间隙狭窄、髋臼和股骨头骨质受到侵蚀，长期的屈曲挛缩导致髋关节前方关节囊及韧带挛缩紧张。

（2）关于髋关节置换手术：在20世纪60年代，全髋关节置换手术彻底改变了老年关节炎患者的治疗，并取得很好的长期效果。今天，年轻的患者愿意进行全髋关节置换手术，希望恢复他们的生活质量，这通常包括体力活动。生物工程技术的进步推动了髋关假体的发展。骨水泥和非骨水泥髋关节假体可以提供持久的固定。更好的材料和设计允许使用大口径摩擦界面，这为患者提供了更大的运动范围，且提高了稳定性，磨损度也非常低。微创手术可减轻软组织损伤，促进患者早出院和康复。计算机辅助手术将有助于植入物的可重复和准确放置。

髋关节置换手术是 20 世纪 80 年代发明的治疗髋关节终末期疾病最佳的手术方式，可以通过手术为严重的髋关节疾病患者解除疼痛、恢复髋关节功能，大大提高患者的生活质量，是一种非常成功有效的手术方式。手术的主要内涵就是通过手术将病变的股骨头和髋臼软骨去除，换成人工材料，避免了骨与骨的直接接触，同时提供光滑的关节表面，达到缓解疼痛、改善髋关节功能的效果。

（3）关于髋关节置换手术入路：髋关节置换手术可以采用前、外、后外侧入路，经典常用的手术入路是后外侧入路，但是后外侧入路手术创伤大，后外侧稳定结构破坏严重，且前方的结构不容易松解，术后容易发生髋关节脱位。

与后外侧入路相比，DAA 具有低脱位率，即使在脱位高危险的患者中也是如此。最近的随机研究强调使用微创入路（尤其是 DAA 入路）的患者有更快的功能恢复。虽然这种优势只持续术后的 6 周，但是患者会因为其能更快地恢复正常生活而对此感兴趣。

DAA 的髋关节置换手术，该手术入路创伤小、对后外侧结构没有太多破坏，且可以松解前方挛缩的关节囊和韧带，术后不容易发生脱位，对于前方关节囊和韧带挛缩的患者更为适用。

（4）关于手术后的恢复效果：患者接受髋关节置换手术后早期髋关节屈曲挛缩仍然存在，但随着时间的推移，前方紧张的肌肉等软组织慢慢被牵引拉开，术后 6 个月步态和髋关节功能可以基本恢复正常。

参考文献

1. KRAKOWSKI P, GERKOWICZ A, PIETRZAK A, et al. Psoriatic arthritis-new perspectives [J]. Archives of Medical Science, 2019, 15 (3): 580 – 589.

2. LEARMONTH I D, YOUNG C, RORABECK C. The operation of the century: total hip replacement [J]. Lancet, 2007, 370 (9597): 1508 – 1519.

3. JAYANKURA M, POTAZNIK A. Total hip arthroplasty by mini-approach: review of literature and experience of direct anterior approach on orthopaedic table [J]. Rev Med Brux, 2011, 32 (6 S): S76 – S83.

（张道俭　整理）

第三节　关节强直病例

病例 23　类风湿性关节炎致多发关节强直

病历摘要

【基本信息】

患者，女性，30 岁。

主诉： 多发性关节疼痛伴活动受限 16 年余。

现病史： 患者 16 年前出现右肩部疼痛，当地医院确诊为类风湿性关节炎。12 年前停用激素治疗后，逐渐出现多发关节活动度下降，累及双侧髋、膝、踝关节及双上肢肩、肘、腕关节。关节僵硬进行性加重，双侧髋、膝关节逐渐强直。

既往史： 否认高血压、糖尿病等病史。无特殊传染遗传病史。

个人史： 对木屑、酒精过敏，曾发作急性喉头水肿。

【专科查体】

轮椅入病房，双侧髋关节强直，右髋强直于中立位，左髋强直于内收内旋位。双侧膝关节强直，双膝均强直于屈位 30°位。双踝、肩、腕活动度均明显受限，指间关节活动可，可见掌指关节尺偏畸形。髋膝关节周围肌力因关节强直评估困难。

【辅助检查】

术前影像学检查提示双侧膝关节骨性融合，双髋关节间隙变窄，关节内纤维强直（图23-1、图23-2）。

【诊断】

类风湿性关节炎，多发关节强直。

【治疗经过】

入院完善检查后分期行双侧髋关节置换和双膝关节置换术。

【随访】

术后5年，患者髋膝功能恢复良好，X线检查未见明显异常（图23-3、图23-4）。

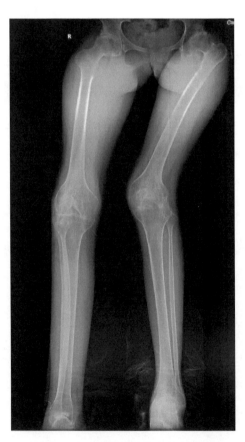

图23-1　术前双下肢全长X线片

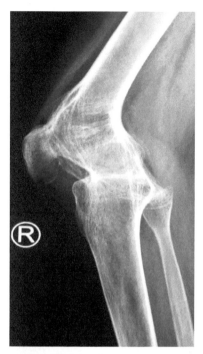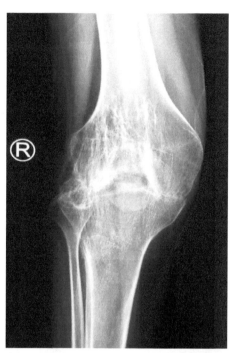

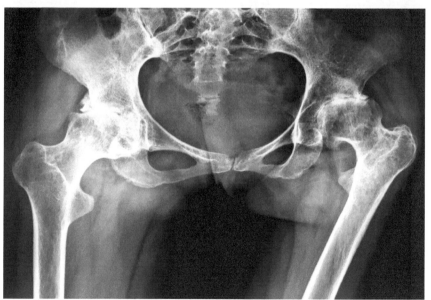

图 23 -2 术前膝关节及髋关节 X 线片

笔记

149

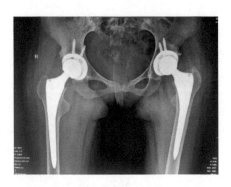

图 23-3　术后双髋关节 X 线片

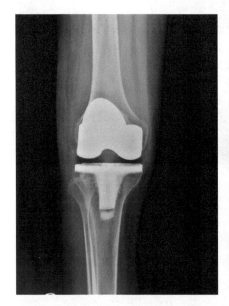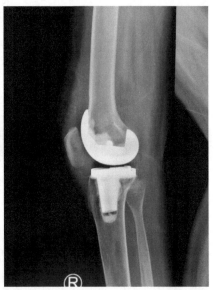

图 23-4　术后膝关节 X 线片

病例分析

　　本病例的主要特点是年轻女性伴有严重的多发关节僵直或强直，对功能和生活质量影响更明显的是患者的髋、膝关节强直，也是手术指征最明确的两个关节。在下肢多关节同时受累的病例中，治疗策略应当遵循"先近端后远端"的原则。尤其在本例同时存在髋、膝关节强直的病例中，更应当先处理髋关节，后处理膝关节，否则膝关节置换术中操作非常困难，术后康复训练也无法顺利进行。

同期进行四关节置换可能面临过大的手术应激、过长的手术时间和过多的手术出血，因此本病例的治疗为降低手术风险选择分期人工关节置换。在具体治疗策略的制定中，可能存在两种选择，即先行双侧髋关节置换再进行双膝关节置换，或者先行同侧肢体的髋、膝关节置换，再进行另一侧。本病例选择了先进行同期双髋关节置换，拟通过提高髋关节的屈曲和外展活动度，从一定程度上改善患者的坐立功能及生理生活质量，并期望有可能实现患者的部分站立和行走功能。

强直髋的手术选择术者更为熟悉的后外侧入路，便于进行广泛的软组织松解。本例髋关节置换的主要难度在于：需要在无法完成髋关节脱位的情况下先准确辨认并初步截断股骨距，使髋关节能够活动后，再重新修整股骨距并取出已融合在髋臼中的股骨头。由于本例髋关节为纤维性强直，因此辨认髋臼位置难度不大。强直髋可能存在骨盆倾斜，术中对髋臼的安放需要严格辨认髋臼各壁的解剖位置，确认安放角度合适，避免术后脱位。

本病例中，强直膝的手术难度较强直髋更大。患者术前膝关节强直于屈曲30°位，术前计划和主要的手术步骤包括以下几个方面。

（1）显露：长期强直可能导致伸膝装置挛缩，为克服屈曲受限，显露过程可能需要考虑使用股四头肌的斜切或 V-Y 成形，或者使用胫骨结节截骨来完成。其中，股四头肌斜切或 V-Y 成形操作更为简单，但相比于胫骨结节截骨方式，前者更容易导致术后的伸膝迟滞。本病例为年轻女性的类风湿性关节炎，韧带和肌腱的延展性较好，使用常规入路即完成了充分的显露。显露过程中还应格外重视预防髌腱撕脱，在显露前进行髌腱固定能够有效预防。

（2）截骨与软组织平衡：在尽量保护髌骨骨量截开髌股关节

笔记

后，参照胫骨前方少量未融合的裸露软骨，能够初步判断胫骨股骨截开的大致方向，并参照胫骨外侧平台少量软骨进行取深测量和胫骨截骨。参考股骨远端少量裸露软骨，采用常规的髓内定位进行股骨远端外翻截骨，截骨量因术前的屈曲畸形而选择增加 2 mm。因股骨胫骨截开时，股骨后髁软骨参照已丢失，股骨外旋截骨无法参照后髁，标记 Whiteside 线和通髁线进行股骨外旋截骨。强直膝在显露中需广泛松解软组织，假体选择应在表面膝关节基础上加备髁限制性假体，以预防广泛松解导致的侧副韧带松弛或内外侧软组织不平衡。本病例在完成显露松解和截骨后，软组织平衡满意，选用表面假体完成手术。髌骨进行了外侧松解和成形处理，未置换。

（3）缝合与重建：为避免强直膝术后的屈曲受限和伸膝迟滞，大多需要进行伸膝装置重建。本病例采用了股内侧肌加强缝合（将股内侧肌沿切开缘稍牵向远端进行缝合）。缝合后测试膝关节在重力作用下可屈曲至90°，认为伸膝装置长度恢复满意。

（4）功能训练：术后影像学假体位置满意。患者术后第 2 天即可开始股四头肌肌力和膝关节屈曲训练，术后患者残留约5°屈曲畸形（预防腓总神经损伤，术中未强求膝关节完全伸直），逐渐开始膝关节伸直和腘绳肌牵伸训练。术后 2 周患者膝关节活动度达到主动伸直0°，主动屈曲 110°，无明显伸膝迟滞。

文立成教授病例点评

（1）多发关节强直的病例，应严格遵循"由近端向远端"的原则，逐步改善患者功能。部分强直髋患者关节活动度改善后，可耐受膝关节强直带来的功能影响。术前膝关节周围肌力的评估必不可少，否则强直膝转化为人工膝关节之后可能因为伸膝无力反而加重患者的功能障碍。

（2）术前膝关节屈曲挛缩大于30°的患者，大多数不必强求术中达到膝关节完全伸直，残留5°左右的屈曲能够通过术后功能训练逐渐达到伸直，这在类风湿性关节炎的患者中可能更容易实现。

（3）强直膝的主要手术难点在于延长伸膝装置以实现屈曲功能同时预防术后伸膝装置无力，常用的V-Y成形和股四头肌斜切可能不可避免地出现伸膝迟滞，必要时应在重建时进行股四头肌内侧头的加强缝合，以提高术后的伸膝功能。

参考文献

1. GAUTAM D, MALHOTRA R. Total hip arthroplasty in ankylosing spondylitis with extension contracture of hips［J］. Journal of Arthroplasty, 2019, 34（1）, 71 – 76.

2. BHAN S, EACHEMPATI K K, MALHOTRA R. Primary cementless total hip arthroplasty for bony ankylosis in patients with ankylosing spondylitis［J］. The journal of arthroplasty, 2008, 23（6）, 859 – 866.

3. HERMANS K, VANDENNEUCKER H, TRUIJEN J, et al. Hinged versus CCK revision arthroplasty for the stiff total knee［J］. The Knee, 2019, 26（1）, 222 – 227.

（孟志超　整理）

笔记

第四节　关节感染病例

■ 病例 24　可疑感染膝骨关节炎患者的关节置换术

病历摘要

【基本信息】

患者，女性，56 岁，BMI 32.7 kg/m²。

主诉：双膝疼痛 10 年，加重半年。

现病史：患者 10 年前开始于行走较长时间或下蹲动作时感右膝关节酸胀疼痛，疼痛可以忍受，不伴有晨僵，部位局限，无放射痛，负重时加重，休息后能缓解，伴有局部肿胀，无肢体麻木，无关节交锁现象，不伴乏力低热，无局部红肿、皮疮等异常。后患者出现左膝疼痛（具体出现时间不详），疼痛性质同右侧，但程度较右侧轻，伴关节交锁现象。之后患者表现为双膝交替疼痛，自诉疼痛程度与天气变化有关，遂间断口服药物治疗（具体药物不详），症状略有好转。因他人建议，于 2012—2014 年间行 10 次双侧关节腔内注射玻璃酸钠治疗（每侧 5 针/年，每针间隔 1 周），初期注射后症状明显改善，第 2 年缓解程度逐渐减轻。后患者继续服用药物控制症状（具体药物不详），未给予其余特殊治疗。2016 年 8 月患者因劳累后出现双膝关节疼痛加剧，肿胀明显，伴功能障碍，伴静息痛。就诊于当地医院，入院检查 ESR 60 mm/h，RF 高（具体数

笔记

值不详），当地医院给予口服抗炎抗风湿药物治疗（具体药物不详）后症状略缓解。2016 年 12 月复查 ESR 60 mm/h，未见明显缓解，为求进一步诊治，开始于当地诊所进行关节腔内注射药物治疗（具体药物不详，每 20 天注射一次，共注射 4 次，最后一次注射时间为 2017 年 3 月 18 日），注射后患者双膝关节肿痛剧烈，伴双膝局部皮肤发红、皮温升高、静息痛。遂就诊于我院门诊，X 线检查示双膝骨关节病，于 2017 年 3 月 30 日收住院准备手术治疗。入院后查 ESR 56 mm/h，CRP 20.4 mg/L，PCT 0.03 ng/mL，尿白细胞（＋＋＋），怀疑泌尿系感染，遂给予利复星片 400 mg、qd 治疗，5 天后复查 ESR 60 mm/h，CRP 14.8 mg/L，怀疑感染，建议患者出院口服头孢呋辛酯片继续治疗。2 个月后我院门诊复查结果：ESR、CRP 及 RF 均升高。建议继续抗感染治疗。患者于入院前 10 天在外院行头孢类＋抗风湿药联合治疗后症状缓解。为求手术治疗收入我院。患者自发病以来精神、食欲可，睡眠尚可，大小便正常，体重无明显变化。

既往史： 患者诉示指、中指疼痛若干年（具体年数不详），双肩关节疼痛 3 月余，天气变化时疼痛加重。否认高血压、糖尿病、肾病等病史，否认肝炎、结核等传染病病史，无外伤、手术史。无输血史。否认药物、食物过敏史。

个人史： 生于原籍。无烟酒嗜好。否认毒物接触史。

【专科查体】

双膝关节肿胀明显，膝内翻畸形。双膝关节间隙压痛（＋）。对侧髌骨固定，髌骨研磨试验（＋），浮髌试验（＋），左侧膝关节屈曲 100°、伸直 3°，右侧膝关节屈曲 110°、伸直 30°，双下肢肌力侧侧方应力试验（－），抽屉试验（－），双侧回旋挤压试验（－），下肢深感觉无明显障碍，双下肢足背动脉搏动对称。

【辅助检查】

入院后检查双膝关节 X 线检查（图 24 - 1）：双膝关节骨关节病。左膝关节 MRI 检查（图 24 - 2）：左膝重度骨关节病，关节面下囊变及骨髓水肿，髌骨软化；左膝内侧半月板撕裂，大部分消失；左膝外侧半月板后角撕裂（Ⅲ°），外侧半月板前角损伤（Ⅱ°），左膝关节腔及髌上囊积液；左膝皮下软组织轻度水肿。右膝关节 MRI 检查（图 24 - 3）：右膝重度骨关节病，关节面下多发囊变及骨髓水肿；右膝内侧半月板撕裂，大部分消失；右膝外侧半月板前、后角撕裂（Ⅲ°）；右膝滑膜炎髌骨下方软组织结节，考虑滑膜结节状增生可能；右膝关节腔及髌上囊积液；右膝皮下软组织水肿。全身骨扫描：双膝关节血运丰富，代谢旺盛灶，考虑骨关节病。

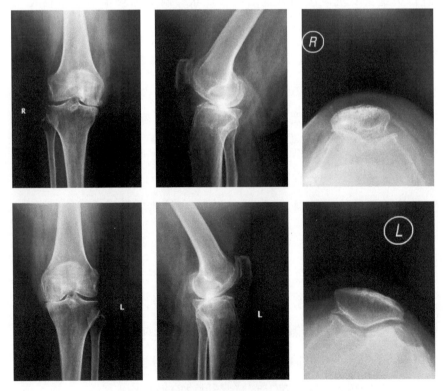

图 24 - 1　术前双膝关节 X 线片

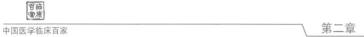
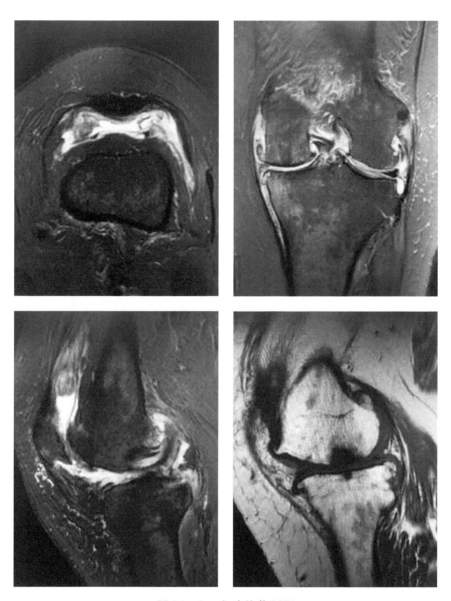

图 24 -2 左膝关节 MRI

【诊断】

双膝重度骨关节病。

【治疗经过】

入院时患者双膝疼痛剧烈，不能屈曲，压痛明显，行双膝关节

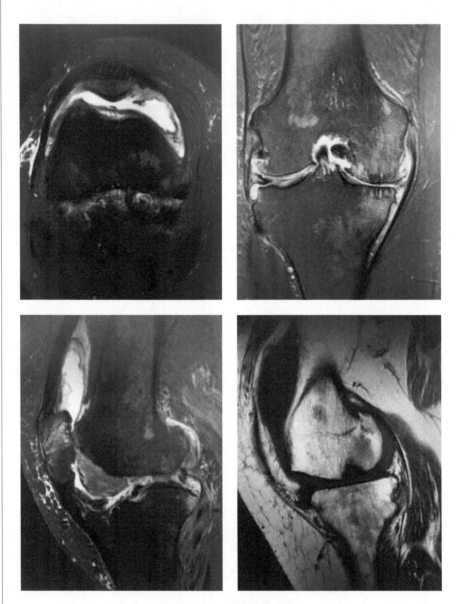

图 24 -3 右膝关节 MRI

穿刺，培养未见细菌。查血：抗链球菌溶血素 O 62.10 IU/mL，类风湿因子 < 20 IU/mL，降钙素原 0.03 ng/mL，抗环瓜氨酸肽（cyclic citrullinated peptides，CCP）抗体 < 5 RU/mL，但 CRP 74.60 mg/L，红细胞沉降率（erythrocyte sedimentation rate，ESR）95 mm/h，白细胞介素 6（interleubin 6，IL-6）24.49 pg/mL，抗核抗体(+)。

2017 年 7 月 11 日给予特耐治疗 3 天后患者自诉症状明显缓解，为明确诊断，于 2017 年 7 月 17 日行手术治疗，术中送右膝关节滑膜于病理，结果示中性粒细胞分布不均，平均约 20 个/高倍镜视野。遂行"右膝关节清理 + 抗生素骨水泥链置入术"，术后 X 线检查见图 24 - 4。术后给予 1 周头孢替安治疗，复查各项炎性指标：IL-6 28.19 pg/mL，ESR 95 mm/h，CRP 54.80 mg/L，降钙素原 0.03 ng/mL，术中关节滑膜培养示人葡萄球菌。遂改用 1 周万古霉素 + 口服利福平治疗，复查各项指标：白细胞介素 6 38.79 pg/mL，红细胞沉降率 90 mm/h，CRP 84.00 mg/L。因患者输注万古霉素自觉不适，又改用利复星 + 口服利福平治疗 1 周，复查各项指标示 IL-6 31.32 pg/mL，ESR 95 mm/h，CRP 65.70 mg/L，后抗感染科会诊意见改用拜乐 + 磷霉素钠治疗，复查各项炎性指标未见明显缓解，完善双肩及双膝 B 超，双肩 B 超示左肩锁关节滑膜增生，双肩骨侵蚀；双膝 B 超示双膝滑膜增生，双膝退变。PPD（ - ）及 T-SPOT（ - ），风湿免疫会诊意见：患者感染诊断明确，不排除还有自身免疫病存在，给予相关治疗，密切观察患者病情变化。给予雷公藤 20 mg、tid、口服，甲氨蝶呤 10 mg、qw、口服，患者血沉及 CRP 轻微降低，遂考虑自身免疫病，患者抗生素治疗周期已满，于 2017 年 9 月 18 日及 2017 年 10 月 9 日分别行右膝人工关节及左膝人工关节置换术，术后 X 线检查见图 24 - 5。术后经过康复治疗，患者步态恢复正常，关节疼痛症状消失。

【随访】

后规律复查，ESR 及 CRP 下降，关节功能良好，置入假体无异常。

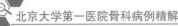
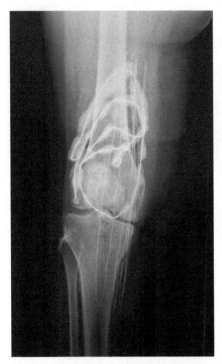
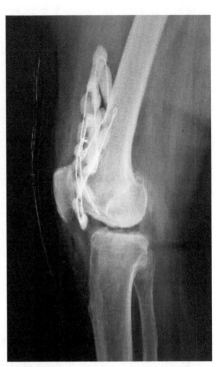

图24-4 右膝关节清理＋抗生素骨水泥链置入术后X线片

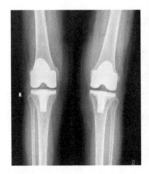
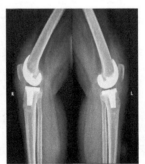
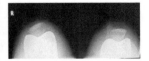

图24-5 双膝人工关节置换术后X线片

病例分析

　　骨关节炎（osteoarthritis，OA）是骨科常见的由多因素导致的慢性关节疾病，其病变特点是关节软骨的退行性变和关节周围继发性骨质增生，多累及负重大、活动多的关节，如膝关节、髋关节、脊柱等部位，手部关节也是本病的好发部位之一。好发于 50 岁以上人群，女性略多于男性，调查结果显示，60 岁以上人群中约 70%、80 岁以上人群中约 90% 有骨关节炎的放射学表现，其中 10%~30% 有临床症状。病情发展至晚期多有不同程度的畸形，致残率高。

患者肥胖，主因膝关节疼痛伴伸直受限来院，病情反复，病程长。疼痛活动后加剧，休息可缓解，无发热、食欲不振、消瘦等全身症状。患者入院时的双膝 X 线示双膝内侧关节间隙和髌股关节间隙变窄，关节边缘骨赘形成，关节呈屈曲内翻畸形。查体示双膝关节肿胀明显，膝内翻畸形。双膝关节间隙压痛（＋）。对侧髌骨固定，髌骨研磨试验（＋），浮髌试验（＋），左侧膝关节屈曲 100°、伸直 3°，右侧膝关节屈曲 110°、伸直 30°。综合上述情况，首先考虑双膝骨关节炎。患者入院后查 CRP、ESR、IL-6 均高于正常，考虑患者既往多次关节腔内注射史，且注射后双膝局部皮肤发红、皮温升高、静息痛，虽入院后行关节穿刺未培养出细菌，但考虑到患者病史长，关节内滑膜增生严重，穿刺时穿刺液为血性，且量较少，所以膝关节感染不除外。行关节探查，取关节液及滑膜等可疑感染灶进行术中培养，结果为阳性，但敏感抗生素治疗后 CRP、ESR 均未见明显缓解，完善风湿性疾病相关检查后给予免疫抑制剂及抗风湿药物后炎性指标好转，考虑其他特殊自身免疫疾病（如风湿性多肌痛等）。对于感染，患者敏感抗生素治疗周期已满，行双膝人工关节置换术。综上患者既有自身免疫疾病又继发膝关节感染，经抗感染＋免疫抑制剂治疗后可行关节置换术，且置换后各项炎症指标下降。

分析本病例，诊断及治疗的疑难点如下。

笔记

（1）关节探查术中冰冻培养阳性，但经放置抗生素骨水泥及术后敏感抗生素治疗后各炎性指标无明显变化，无法确定感染是否控制。

（2）患者自身还存在干扰治疗的其他因素：①自身免疫性疾病、风湿性疾病（如风湿性多肌痛，自诉疼痛程度与天气变化有关，手示指、中指疼痛若干年，双肩关节疼痛 3 月余，天气变化时疼痛加重，CRP、ESR、RF 高）；②全身其余部位感染（泌尿系感染，尿白细胞 +++）；

针对术前可疑膝关节感染的膝骨关节炎患者，因全身或局部的任何活动性感染为关节置换术的绝对禁忌证，所以诊疗过程中：①完善相关影像学检查（X 线、MRI、骨扫描等）；②完善感染相关指标检查（CRP、ESR、IL-6、PCT、ASO 等）、类风湿相关指标检查（RF、ANA、CCP 等）、结核相关指标检查（PPD、T-SPOT等）。接着行关节穿刺明确感染细菌，若培养阳性可给予敏感抗生素治疗 6 周，然后根据术中冰冻病理情况行关节置换；若培养阴性可行关节探查取关节液及滑膜等可疑感染灶行术中冰冻病理：若冰冻病理阴性，可行人工关节置换术；若冰冻病理阳性，可给予抗生素骨水泥链置入术（万古霉素等）。术后给予敏感抗生素抗感染治疗，若经过抗感染治疗后患者炎性指标未见明显缓解可考虑自身免疫性疾病，可用免疫抑制剂及抗风湿药物治疗，然后再复查相关炎性指标，若此时炎性指标下降且抗生素治疗周期已满则可行关节置换术。

🩺 曹永平教授病例点评

（1）针对术前怀疑关节感染且怀疑患有自身免疫性疾病的骨关

节炎患者，行关节置换术前需明确原发感染灶及感染病菌（关节穿刺或关节探查术中行可疑组织冰冻病理），完善各项炎性指标，鉴别自身免疫性疾病、结核病等。

（2）给予足够时间的抗感染治疗、抗风湿治疗、抗结核治疗或联合治疗，然后根据患者炎性指标变化情况及术中冰冻病理再决定是否行关节置换术。

参考文献

1. GEHRKE T, ALIJANIPOUR P, PARVIZI J. The management of an infected total knee arthroplasty［J］. Bone Joint J, 2015, 97-B（10 S A）: 20 – 29.

2. PARVIZI J, FASSIHI S C, ENAYATOLLAHI M A. Diagnosis of periprosthetic joint infection following hip and knee arthroplasty［J］. Orthop Clin North Am, 2016, 47（3）: 505 – 515.

3. WEISER M C, MOUCHA C S. The current state of screening and decolonization for the prevention of staphylococcus aureus surgical site infection after total hip and knee arthroplasty［J］. J Bone Joint Surg Am, 2015, 97（17）: 1449 – 1458.

4. MATAR H E, STRITCH P, EMMS N. Assessment and management of infected total knee replacements［J］. Br J Hosp Med（Lond）, 2018, 79（9）: 524 – 529.

（焦洋　整理）

第五节　关节周围韧带损伤病例

■ 病例 25　膝关节多发韧带损伤

📋 病历摘要

【基本信息】

患者，男性，43 岁。

主诉：左膝关节外伤后疼痛 5 个月。

现病史：患者 5 个月前于蹲位背部受到重物冲击后发生左膝关节疼痛，伴关节明显畸形，伴关节肿胀，活动受限，伸直屈曲不能，肢体远端麻木，左足背伸无力，就诊当地医院行左膝 X 线检查提示膝关节脱臼，给予患者手法复位，后当地医院给予患者理疗，左膝关节屈伸功能改善，肢体远端感觉及左足背伸无力无明显改善，左足内翻畸形。现为进一步诊治收入我院，患者精神、饮食可，体重无明显变化。

既往史：否认高血压、糖尿病、肾病等病史，否认肝炎、结核等传染病史，无外伤手术史，无输血史，否认药物、食物过敏史。

个人史：无特殊。

【专科查体】

左膝主被动伸屈 0°～130°，内外侧关节间隙无压痛，内翻应力试验（＋），外翻应力试验（－），抽屉试验（＋），Lachman 试验（＋），左踝关节背伸无力，左踝关节内翻畸形。

【辅助检查】

外院 MRI：左膝关节外侧副韧带、前后十字韧带损伤。

我院 X 线检查见图 25 - 1。

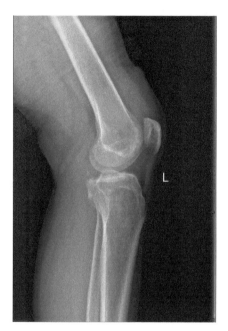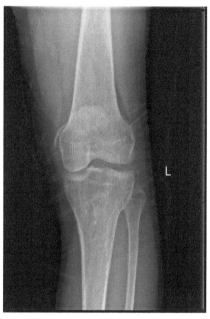

图 25 - 1　我院 X 线检查

【诊断】

左膝关节前交叉韧带损伤，左膝关节后交叉韧带损伤，左膝关节外侧副韧带损伤，左侧腓总神经损伤。

【治疗经过】

入院后完善相关检查，排除手术禁忌，于手术室在腰硬联合麻醉下行关节镜下左膝前交叉韧带重建术、后外侧角重建术、关节清理术。

手术步骤：麻醉满意后，患者取仰卧位，在床侧方和床尾放置挡板，可使膝关节屈曲 90° 和 120° 位并固定，上气囊止血带，压力 320 mmHg，麻醉后检查前抽屉试验阳性，Lachman 试验阳性，轴移试验阳性，屈曲90°时胫骨结节高于髌骨水平，无后沉。

从前外侧入路进行关节镜检查，关节软骨未见明显损伤及退变，内外侧半月板形态正常，未见撕裂。前交叉韧带（anterior cruciate ligament，ACL）完全断裂消失。PCL完整，张力正常。取一异体肌腱，用含有万古霉素的盐水浸泡10分钟，两端编织缝合，对折成两股肌腱，测量肌腱直径8 mm，长度12 cm，在15磅张力下预张10分钟备用。

建立低位前内侧辅助入路，用刨刀和等离子刀清理撕裂的ACL组织。从前内侧入路植入关节镜检查，根据ACL纤维止点范围及resident线，标记出ACL股骨侧附着点的中心。然后将膝关节屈曲至120°，在标记处打入股骨导诊针，用4.5 mm的空心钻钻透皮质，测量股骨隧道长度为36 mm，用8 mm股骨钻做股骨隧道深30 mm，导入牵引线备用。关节镜置于前外侧入路，在ACL胫骨附着部的前内侧区域标记ACL胫骨侧止点。取ACL胫骨导向器，调整角度为50°，将导向器尖端置于ACL在胫骨侧附着点的标记点，沿导向器打入导针，用8 mm钻做胫骨隧道。用刨刀清理骨隧道口的软组织及骨道边缘，将牵引线经关节腔从胫骨隧道引出。将准备好的肌腱穿过一长度为15 mm的ENDOBUTTON环，将其通过胫骨隧道拉至关节腔进入骨隧道，将ENDOBUTTON拉出股外侧皮质后，在骨外翻转，再向远端牵拉肌腱使其固定在股骨外侧皮质上。用力牵拉肌腱，反复屈伸膝关节，避免移植物在关节内和隧道内迂曲。检查重建的ACL等长性良好，于膝关节屈曲30°位在胫骨侧用1枚直径9 mm×25 mm的可吸收羟基磷灰石涂层螺钉挤压固定肌腱，检查重建的ACL张力良好。在屈伸膝关节过程中，重建的ACL在关节内的长度无明显变化，且与髁间窝和PCL无撞击。去除胫骨隧道外多余的肌腱和缝线。

在屈曲90°位，行膝关节外侧切口，先在股二头肌腱的后缘找到腓总神经，并向腓骨头延伸显露腓骨颈处的腓总神经，见神经外膜完整，但触摸后有空虚感，说明其中的神经纤维断裂，显露腓骨头的骨质。在股骨外侧髁水平切开髂胫束，找到外侧副韧带和腘肌腱的止点，见腘肌腱完整，张力正常。外侧副韧带在远端断裂并向后方移位，周围瘢痕粘连。分别在外侧副韧带和腘肌腱止点处用6 mm 直径钻头钻孔，方向斜向前上方，导入前拉线备用；在腓骨头的前上向后下方钻 6 mm 孔。取另一根异体肌腱，两端编织缝合，先从腘肌止点处拉出，再从腓骨小头的后方穿入，前上方拉出，最后从外侧副韧带股骨髁止点处拉出，分别重建外侧副韧带和腘腓韧带，再伸直拉紧肌腱，每个孔道分别用一枚 6 mm 的挤压钉固定，固定完成后检查重建的韧带张力良好。最后进行冲洗，于关节腔内放置引流管，接负压引流，缝合切口，膝关节加压包扎，支具伸直固定。

术后 X 线检查见图 25 - 2。

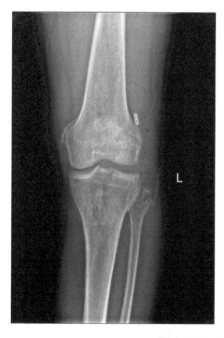
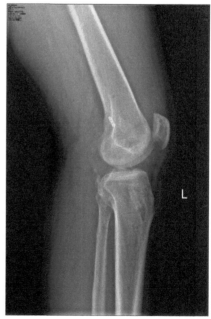

图 25 - 2　术后 X 线片

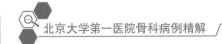

【随访】

术后 2 年电话随访患者，患者目前足背伸较术前明显改善，脱拐行走，久站后膝外侧疼痛，考虑继发骨性关节炎。

病例分析

胫股关节脱位是真正的外科急症，若未能迅速识别和修复，则相关血管损伤可能会危害小腿。必须立即复位，随后仔细评估神经血管。维持膝关节稳定的四大韧带为前交叉韧带、后交叉韧带、内侧副韧带和外侧副韧带。胫股关节脱位可导致多条韧带损伤。通常前、后交叉韧带均受损，内、外侧副韧带之一或两者皆受损。腘动脉是股动脉的延续，其起自大收肌的肌腱裂孔，后者将其牢牢固定于股骨干。腘动脉在腘窝内发出 5 条位于膝关节以上和以下的分支，组成膝关节周围的侧支系统。在远端，比目鱼肌腱弓使腘动脉紧贴胫骨，因此，腘窝中的腘动脉就像两头固定的弓弦，易在膝关节脱位时受损。多达 40% 的膝关节脱位患者伴有相关血管损伤。腓神经绕过腓骨颈，其支配足背的感觉，控制踝关节的背屈。多达 23% 的膝关节脱位患者存在腓神经受损。

胫股关节脱位定义为胫骨相对于股骨髁移位，脱位有 5 种主要类型，其中后脱位和前脱位最为常见：①后脱位，胫骨近端受到直接打击移位至股骨远端之后。②前脱位，膝关节过伸损伤撕裂后部结构，使股骨远端移位至胫骨近端之后。③内侧脱位，由胫骨近端受到外翻力所致。④外侧脱位，由胫骨近端受到内翻力所致。⑤旋转脱位，由间接旋转力所致，机制通常是身体转向与肢体足部相反的方向。旋转脱位可细分为前内侧、前外侧、后内侧和后外侧旋转脱位。后外侧旋转脱位无法闭合复位。脱位还可根据膝关节有无撕

笔记

裂伤分为开放性和闭合性，或者分为可复位性和不可复位性。不可复位性损伤罕见，医生尚未就最佳治疗方案达成共识。膝关节脱位需急诊复位。

多发韧带损伤的类型：ACL + 内侧副韧带（medial collateral ligament，MCL），PCL + MCL，ACL + 外侧结构，PCL + 外侧结构，ACL + MCL + PCL，ACL + 外侧结构 + PCL，ACL + PCL。

本病例，根据患者受伤后的 X 线片，考虑为胫股关节脱位，且伴随出现了腓神经损伤。脱位后当地医院已行闭合复位术。结合来我院时的查体及 MRI 结果，考虑患者多发韧带损伤类型为 ACL + 外侧结构 + PCL。

多发韧带损伤的治疗策略：对于多发膝关节韧带损伤患者而言，急性期手术容易导致膝关节僵直，为获得长期稳定性，需要愈合的后交叉韧带及良好的稳定性；松弛度 2 度或以下的后交叉韧带能愈合，对松弛度大于 2 度的后交叉韧带撕裂，应在亚急性期予以重建，内侧韧带损伤非手术治疗可以愈合；外侧结构需要在亚急性期直接修复，因为这些结构远端撕裂向近端回缩，不手术不能获得解剖性愈合；前交叉韧带损伤治疗是有选择性的，后交叉韧带撕裂、松弛度小于 2 度采用非手术治疗时，前交叉韧带在亚急性期手术；而需要 PCL 急性期重建者，手术需要拖后些；松弛度小于 2 度的后交叉韧带撕裂，急性期重建不必要，因不手术也可愈合满意；ACL、PCL 急性期同时重建者术后活动范围受限。

该病例中患者出现前后交叉韧带同时损伤，结合 MRI 及查体结果，后交叉韧带为 3 度损伤，需要手术治疗。患者入院时已处于外伤后 5 个月，可同期行前后交叉韧带重建及后外侧结构重建术。术后需要积极康复锻炼以获得良好的功能。

⊕ 卢宏章教授病例点评

（1）膝关节胫腓骨脱位造成的韧带损伤，在诊断时，除了要明确胫腓骨脱位伴随的多发韧带损伤，更重要的是明确有无神经血管损伤。

（2）韧带的多发损伤，要根据手术指征选择合理的手术方案。

（3）韧带的多发损伤，除了要选择正确的手术时机、手术方案，为了能在术后获得良好的功能，合理的康复锻炼也必不可少。

参考文献

1. SEROYER S T, MUSAHL V, HARNER C D. Management of the acute knee dislocation: the Pittsburgh experience [J]. Injury, 2008, 39 (7): 710 – 718.

2. RIHN J A, GROFF Y J, HARNER C D, et al. The acutely dislocated knee: evaluation and management [J]. J Am Acad Orthop Surg, 2004, 12 (5): 334 – 346.

3. LOUW Q A, MANILALL J, GRIMMER K A. Epidemiology of knee injuries among adolescents: a systematic review [J]. Br J Sports Med, 2008, 42 (1): 2 – 10.

4. BOLLEN S. Epidemiology of knee injuries: diagnosis and triage [J]. Br J Sports Med, 2000, 34 (3): 227 – 228.

5. MERRITT A L, WAHL C. Initial assessment of the acute and chronic multiple-ligament injured (dislocated) knee [J]. Sports Med Arthrosc, 2011, 19 (2): 93 – 103.

6. FLANDRY F, HOMMEL G. Normal anatomy and biomechanics of the knee [J]. Sports Med Arthrosc, 2011, 19 (2): 82 – 92.

7. LEVY B A, MARX R G. Outcome after knee dislocation [J]. Knee Surg Sports Traumatol Arthrosc, 2009, 17 (9): 1011 – 1012.

笔记

8. SEROYER S T, MUSAHL V, HARNER C D. Management of the acute knee dislocation: the Pittsburgh experience [J]. Injury, 2008, 39 (7): 710 – 718.

9. SKENDZEL J G, SEKIYA J K, WOJTYS E M. Diagnosis and management of themultiligament-injured knee [J]. J Orthop Sports Phys Ther, 2012, 42 (3): 234 – 242.

10. SCHENCK R C J R. The dislocated knee [J]. Instr Course Lect, 1994, 43: 127 – 136.

（于兵孝　卢宏章　整理）

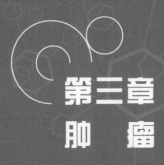

第三章 肿 瘤

第一节 良性骨肿瘤病例

病例 26 腰椎骨巨细胞瘤

病历摘要

【基本信息】

患者，男性，43 岁。

主诉：间断腰痛 3 年。

现病史：2014 年患者无明显诱因出现劳累后偶发腰痛，未予特殊重视。2017 年 9 月，患者腰痛加重，伴左下肢放射痛，二便正常，于当地医院就诊，腰椎 CT 及 MRI 平扫提示 L_4 病变，骨巨

笔记

细胞瘤可能性大。

既往史：无特殊。

个人史：无特殊。

【专科查体】

腰椎棘突无压痛及叩痛，双下肢感觉、运动良好，双侧直腿抬高试验（－）。

【辅助检查】

治疗前进行腰椎正侧位 X 线、CT 及 MRI 检查，提示 L_4 椎体溶骨性破坏，皮质膨胀，相应节段硬膜囊受压（图 26－1）。

【诊断】

L_4 椎体骨巨细胞瘤。

【治疗经过】

患者行 L_4 椎体病变穿刺活检术，术后病理回报为骨巨细胞瘤，后予 L_4 全脊椎切除＋钛笼置入＋椎弓根钉内固定术。术后复查腰椎正侧位 X 线检查提示内固定物位置良好（图 26－2）。

【随访】

术后随访 2 年，患者局部无复发，内固定物位置良好。

病例分析

骨巨细胞瘤占原发性骨肿瘤的 4%～5%，占良性骨肿瘤的 20%，多见于骨骼发育成熟的 20～40 岁人群。骨巨细胞瘤多侵犯长骨末端，少数发生在骨盆等扁骨，椎骨中多发生在骶骨。典型症状为疼痛、肿胀，常见关节活动受限，5%～10% 患者可出现病理性

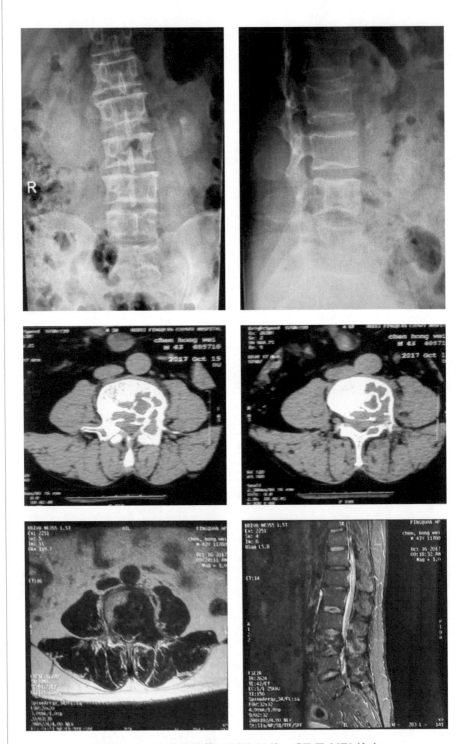

图 26 -1 治疗前腰椎正侧位 X 线、CT 及 MRI 检查

笔记

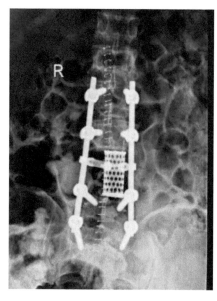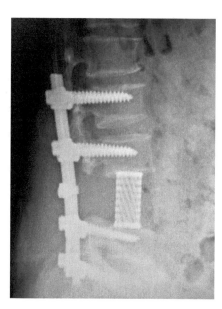

图 26 -2　术后腰椎正侧位 X 线片

骨折，突发骨痛可为首发症状。此患者病灶发生于腰椎，且出现神经根受压症状，较少见。影像学 X 线片多表现为偏心、膨胀的溶骨性破坏，MRI 的 T_1 加权像上显示低到中信号强度，T_2 加权像上显示中到高信号强度；病理可见大片瘤样卵圆形单核细胞，其间点缀均匀一致的多核巨细胞。

需与以下疾病鉴别：①动脉瘤样骨囊肿，多见于青少年，常见于长管状骨；症状可表现为局部疼痛及肿胀；典型的动脉瘤样骨囊肿 CT 扫描可见病变内液体平面，MRI 可显示其特有的海绵状外观及富于血管的特性；病理显微镜下可见典型海绵状结构，由充满血液的腔隙组成，之间有致密纤维组织分隔，腔隙内含不凝固血液。②脊索瘤，起源于胚胎残余脊索组织，好发于骶尾部，多见于30~40 岁女性；可侵犯骶神经引起下肢及会阴部麻木、疼痛，肿瘤生长较大时引起便秘；影像学 X 线检查显示骶骨局部膨胀伴骨质破坏和钙化斑块，MRI 显示肿瘤长 T_1、长 T_2 信号；病理检查可明确鉴别。

③腰椎转移瘤，多存在原发肿瘤病灶，如肺癌、乳腺癌、前列腺癌、淋巴瘤、多发性骨髓瘤等；症状可表现为腰部疼痛及下肢疼痛麻木；查体可存在局部腰椎棘突压痛、叩痛；影像学检查可见成骨或溶骨性破坏，椎体及附件均可受累，椎体呈多节段"跳跃性"受累；病理检查见相应原发肿瘤细胞可明确鉴别。

发生在长骨端的骨巨细胞瘤治疗需手术刮除病灶，辅以冷冻或苯酚、无水乙醇等方法彻底灭活残腔，再通过植骨或骨水泥填充恢复骨的力学结构。此患者病灶存在于腰椎，难以刮除病灶并植骨，故治疗上彻底切除受累节段，全脊椎清除病灶，再置入钛笼并椎弓根螺钉内固定，恢复脊柱力学结构，平衡应力。骨巨细胞瘤还存在持续进展的潜在恶性，2%的患者可出现肺转移，故术后需要复查局部病灶是否复发，以及肺部是否有肿瘤转移病灶。

施学东教授病例点评

（1）发生在脊柱的骨巨细胞瘤需要谨慎鉴别诊断，可通过穿刺活检明确诊断。手术切除全脊椎病灶可防治肿瘤残余及术后复发，再置入钛笼并椎弓根螺钉内固定，恢复脊柱力学结构，平衡应力。

（2）骨巨细胞瘤术后需要定期复查，排查局部复发及肺部转移情况。

参考文献

1. 赵玉沛，陈孝平. 外科学（下册）［M］. 3版. 北京：人民卫生出版社，2016：1039 – 1050.

2. YAYAN J. Increased risk of lung metastases in patients with giant cell bone tumors: a systematic review ［J］. Adv Exp Med Biol, 2019, 1176: 1 – 17.

3. PALMERINI E, PICCI P, REICHARDT P, et al. Malignancy in giant cell tumor of bone: a review of the literature [J]. Technol Cancer Res Treat, 2019, 18: 1533033819840000.

4. LUENGO-ALONSO G, MELLADO-ROMERO M, SHEMESH S, et al. Denosumab treatment for giant-cell tumor of bone: a systematic review of the literature [J]. Arch Orthop Trauma Surg, 2019, 139 (10): 1339 – 1349.

5. JIA Q, CHEN G, CAO J, et al. Clinical features and prognostic factors of pediatric spine giant cell tumors: report of 31 clinical cases in a single center [J]. Spine J, 2019, 19 (7): 1232 – 1241.

（潘元星　整理）

病例 27 股骨远端骨巨细胞瘤

病历摘要

【基本信息】

患者，男性，23 岁。

主诉：左膝疼痛 1 年。

现病史：患者于 2012 年左膝外伤后反复出现活动后左膝关节疼痛，2013 年 2 月外院膝关节 MRI 检查提示左股骨远端占位，性质待定，骨巨细胞瘤？周围软组织未见受累。为进一步诊治，遂来我院。

既往史：无特殊。

个人史：无特殊。

【专科查体】

左膝关节肿大，无压痛，膝关节活动感觉正常，浮髌试验（－）。

【辅助检查】

左膝关节正侧位 X 线（图 27－1）、CT（图 27－2）及 MRI（图 27－3）检查提示左股骨远端占位，考虑骨巨细胞瘤，不排除恶性病变。

【诊断】

左股骨远端骨巨细胞瘤。

【治疗经过】

入院后行左股骨远端病灶活检术，病理提示骨巨细胞瘤，后行

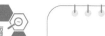

左股骨远端肿瘤刮除植骨术。术后患者疼痛症状缓解，伤口愈合良好后出院，术后左膝石膏托外固定4周，复查左膝关节正侧位X线片提示病灶刮除干净，植骨填充良好（图27-4）。

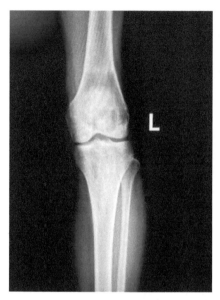
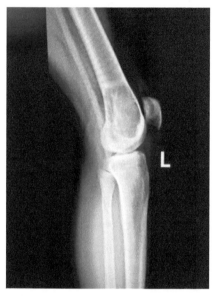

图27-1 术前左膝关节正侧位X线：左股骨远端溶骨性骨破坏

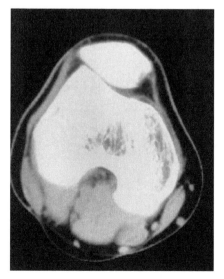
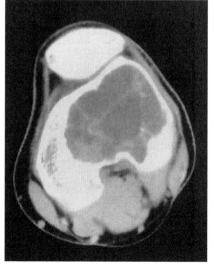

图27-2 术前左膝CT：左股骨远端溶骨性骨破坏

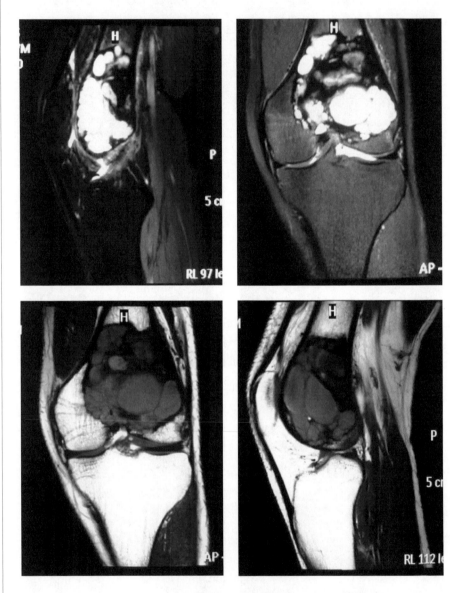

图 27-3　术前左膝 MRI 平扫：左股骨远端髓内混杂信号，
边界清，骨外未见明显受累

【随访】

术后电话随访半年，无不适主诉，局部未复发。

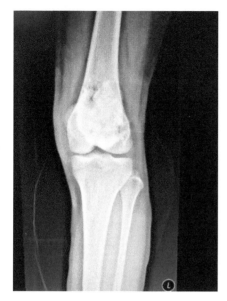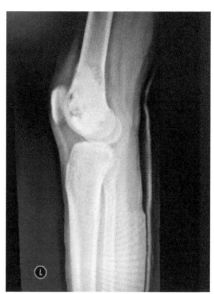

图 27 - 4 术后左膝关节正侧位 X 线片

病例分析

骨巨细胞瘤好发于长骨末端，股骨远端是最好发的部位之一。骨巨细胞瘤的 Capanacci 影像学分期为：1 期，病变局限在骨内，骨皮质未受累变薄，有硬化边界；2 期，病变局限在骨内，骨皮质受累变薄，但仍然完整；3 期，病变侵入骨皮质外，骨皮质不连续，可见软组织内肿物影。本例患者病变局限在骨内，但骨皮质变薄，硬化边不明显，符合 Capanacci 2 期。对于 Capanacci 1 期和 2 期病例多采用肿瘤刮除植骨术，对于 Capanacci 3 期根据破坏情况可采用刮除植骨术，也可选择瘤段切除肿瘤假体置换术。

本病需与以下疾病鉴别。

（1）骨肉瘤：多发生在青少年，发生于长骨的干骺端，恶性程度高，进展快，表现为骨质破坏，可表现为完全溶骨性，但多表现

笔记

181

为混合性，可见不规则成骨，多伴有骨膜反应，该患者进展相对较慢，X线片未见明显成骨，无骨膜反应，考虑骨肉瘤可能性不大，可经病理活检排除。

（2）化脓性骨髓炎：本病可发生在股骨干骺端，急性化脓性骨髓炎多发生在儿童，表现为局部红肿热痛，进展较快，多伴有体温升高和剧烈疼痛。化验血WBC明显升高及左移，X线片表现为虫蚀样骨质破坏，后期可有骨膜反应。

（3）嗜酸性肉芽肿：本病可发生在青少年，可发生在长骨骨干或干骺端，X线表现为溶骨性骨质破坏，一般边界较清晰，可伴或不伴有发热。该患者不能完全排除此病可能。病理检查可排除此诊断。

（4）动脉瘤样骨囊肿：本病为瘤样病变，可发生在长骨的干骺端，X线表现为溶骨性破坏，边界较清楚，MRI显示多囊性病变，可见液液平面。

骨巨细胞瘤具有局部侵袭性，偶尔可发生远处转移，故治疗上需要充分灭活肿瘤刮除后的残腔。此患者术中刮除病灶后，辅以石炭酸、无水乙醇纱布反复灭活肿瘤刮除后的残腔壁，再用脉冲冲洗枪反复冲洗，彻底清除可能残余的肿瘤细胞。之后以异体骨及医用硫酸钙混合填充于骨缺损内，恢复骨力学结构。

病灶刮除后行骨水泥填充亦是常用的治疗方法，在骨水泥聚合时产生高热有利于灭活内壁可能残留的肿瘤细胞，降低复发率；但骨水泥不能被吸收，易造成相邻关节软骨和软骨下骨的退变，该方式逐渐被异体骨和人工骨等生物性重建方式替代，骨巨细胞瘤存在持续进展的潜在恶性，2%的患者可出现肺转移，故术后需要复查局部病灶是否复发，以及肺部是否有肿瘤转移病灶。

施学东教授病例点评

（1）骨巨细胞瘤手术刮除病灶后需要辅以冷冻或苯酚、无水乙醇等方法彻底灭活残腔，防止肿瘤残余及术后复发，再通过植骨或骨水泥填充恢复骨的力学结构。

（2）骨巨细胞瘤术后需要定期复查，排查局部复发及小概率的肺部转移情况。

参考文献

1. 赵玉沛，陈孝平. 外科学（下册）［M］. 3 版. 北京：人民卫生出版社，2016：1039 - 1050.

2. CHEN L, SHI X L, ZHOU Z M, et al. Clinical significance of MRI and pathological features of giant cell tumor of bone boundary ［J］. Orthop Surg, 2019, 11 （4）: 628 - 634.

3. MAVROGENIS A F, TSUKAMOTO S, ANTONIADOU T, et al. Giant cell tumor of soft tissue: a rare entity ［J］. Orthopedics, 2019, 42 （4）: e364 - e369.

4. SERTBAŞ İ, KARATAY M, HACISALIHOĞLU U P. Cervical spine giant cell bone tumor: a case report ［J］. World J Surg Oncol, 2019, 17 （1）: 82.

5. FENG Z, WANG C, LI B, et al. Surgical management of giant cell tumor involving the lateral skull base ［J］. J Craniofac Surg, 2019, 30 （6）: 1794 - 1797.

（潘元星　整理）

病例 28　骶骨动脉瘤样骨囊肿

病历摘要

【基本信息】

患者，女性，54 岁。

主诉：腰骶部疼痛 3 年。

现病史：患者于 2009 年车祸后出现活动后腰骶部阵发疼痛，未予特殊重视。2012 年患者疼痛症状加重，伴下肢麻木、尿失禁、排便困难。当地医院检查腰骶 CT 提示骶管后囊状稍低密度影，对应骨质破坏；腰骶 MRI 增强提示骶骨、骶管内占位性病变，考虑动脉瘤样骨囊肿。为求进一步诊治，遂来我院。

既往史：无特殊。

个人史：无特殊。

【专科查体】

骶尾部隆起，可触及痛性包块，双下肢感觉、肌力未见异常，双侧直腿抬高试验(+)，病理反射(-)。

【辅助检查】

治疗前腰骶正侧位 X 线检查提示骶骨占位（图 28 - 1）；骶骨 CT 及 MRI 提示骶骨破坏伴软组织肿块（图 28 - 2）。

【诊断】

骶骨占位，动脉瘤样骨囊肿？

【治疗经过】

入院后行骶骨病灶穿刺活检术，术后穿刺组织病理提示骶骨动脉瘤样骨囊肿，后行骶骨肿瘤刮除，下腰椎、髂骨内固定术。刮除肿瘤病理回报为骶骨内神经胶质性囊肿。

术后 20 日患者疼痛症状缓解，可正常下地活动及排便，留置导尿管出院。复查腰骶正侧位 X 线检查提示病灶清除良好，内固定物位置良好（图 28 - 3）。

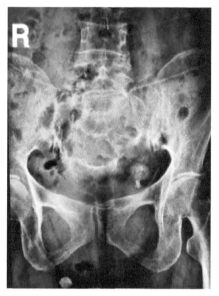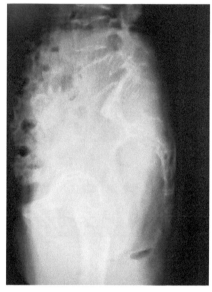

图 28 - 1 治疗前腰骶正侧位 X 线片

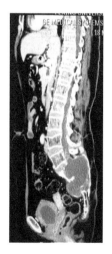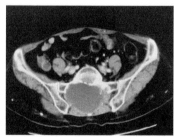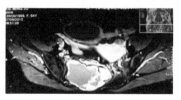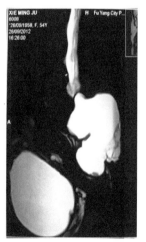

图 28 - 2 治疗前骶骨 CT 及 MRI

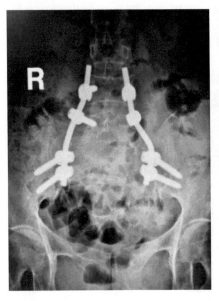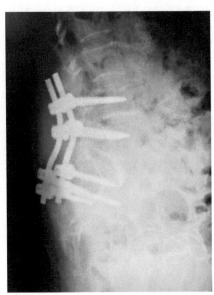

图 28 −3　术后腰骶正侧位 X 线片

【随访】

　　术后半年患者门诊复查主诉恢复良好，无特殊不适，复查腰骶正位 X 线检查提示内固定物位置良好（图 28 −4）。

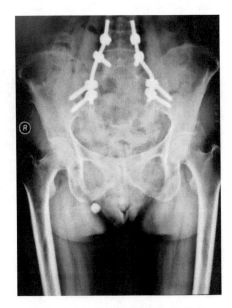

图 28 −4　术后腰骶正位 X 线片

笔记

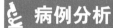 **病例分析**

　　动脉瘤样骨囊肿在原发性骨肿瘤中占 1%～2%，多见于青少年（10～20 岁）女性。病变常见于长管状骨（50%）和脊柱（20%～30%），发生于脊柱的病变可出现椎体骨折及脊髓压迫。此患者病变累及骶骨，双下肢麻木及大小便异常情况考虑为神经根及马尾神经受压所致。典型的动脉瘤样骨囊肿 CT 扫描可见病变内液体平面，MRI 可显示其特有的海绵状外观及富于血管的特性。病理显微镜下可见典型海绵状结构，由充满血液的腔隙组成，其间有致密纤维组织分隔，腔隙内含不凝固血液。

　　需与以下疾病鉴别。①骨巨细胞瘤：多见于 20～40 岁人群，常侵犯长骨末端，骶骨侵犯相对少见；症状可表现为疼痛、肿胀；影像学 X 线片多表现为偏心、膨胀的溶骨性破坏，MRI 的 T_1 加权像上显示低到中信号强度，T_2 加权像上显示中到高信号强度；病理可见大片瘤样卵圆形单核细胞，其间点缀均匀一致的多核巨细胞。②脊索瘤：起源于胚胎残余脊索组织，好发于骶尾部，多见于 30～40 岁女性；可侵犯骶神经引起下肢及会阴部麻木、疼痛，肿瘤生长较大时可引起便秘；影像学 X 线片显示骶骨局部膨胀伴骨质破坏和钙化斑块，MRI 显示肿瘤长 T_1、长 T_2 信号；病理检查可明确鉴别。

　　手术切除是治疗动脉瘤样骨囊肿的主要方法，单纯切刮术后复发率较高，需仔细刮除并用苯酚、无水乙醇等灭活囊壁。此例患者肿瘤致腰骶结构破坏，故切除肿瘤后行下腰椎、髂骨内固定术，进一步稳定腰髂结构，平衡局部应力。同时肿瘤侵袭骶神经引起相关症状，手术目的是恢复功能，故术中需谨慎分离，保护神经，术后辅助神经营养治疗。

米川教授病例点评

（1）手术切除是治疗动脉瘤样骨囊肿的主要方法，骶尾部病灶切除需要注意保护腰骶神经，术后应帮助患者恢复功能，提高其生活质量。

（2）腰骶部动脉瘤样骨囊肿手术切除后予腰椎、髂骨内固定可稳定局部结构，平衡应力，利于术后病灶切除区域恢复。

参考文献

1. ŞAHINTÜRK F, SÖNMEZ E, ALTıNÖRS N, et al. Aneurysmal bone cyst in a renal transplant patient [J]. Exp Clin Transplant, 2019.

2. LU V M, DANIELS D J. A giant cervical aneurysmal bone cyst and its multi-modal management [J]. World Neurosurg, 2019, 131: 207 – 208.

3. LYONS K W, PEARSON A M. In reply to "Some Alternative Treatments for Aneurysmal Bone Cysts" [J]. World Neurosurg, 2019, 127: 660 – 661.

4. TANG H, MORO A, FENG W, et al. Giant cell tumors combined with secondary aneurysmal bone cysts are more likely to develop postoperative recurrence: a retrospective study of 256 cases [J]. J Surg Oncol, 2019, 120 (3): 359 – 365.

5. 赵玉沛, 陈孝平. 外科学（下册）[M]. 3 版. 北京: 人民卫生出版社, 2016: 1039 – 1050.

（潘元星　整理）

病例 29　钙化性腱膜纤维瘤

病历摘要

【基本信息】

患者，青年女性。

主诉：左上肢麻木 4 年余，发现左颈部肿物 2 周。

现病史：患者 4 年余前无明显诱因出现左上肢麻木，呈间歇性，抬上肢时可改善，无肢体疼痛、活动障碍、乏力等不适，未重视未诊治，症状反复出现，可自行缓解。2 周前无意中发现左颈部肿物，不伴有颈部疼痛，无咽部异物感，无吞咽困难，无进食水呛咳，无呼吸受限，无声音嘶哑，无畏冷、发热等不适，就诊于当地医院，行 CT、MRI 等相关检查后考虑神经源性肿瘤，建议转上级医院，遂转诊至我院，门诊予行左颈部肿物穿刺，病理提示纤维组织包裹的多灶钙化结节。今为求进一步诊治，拟“颈部肿物”收入院。患者自发病以来，神志、精神可，睡眠好，食欲正常，二便正常，体重无下降。

既往史：无特殊。

个人史：无特殊。

【专科查体】

左侧胸锁乳突肌下段可触及一 5.0 cm×3.0 cm 大小的肿物，质硬，固定，无压痛，局部皮肤无红肿、溢脓，颈部活动无明显受限，无斜颈，无强迫头位，未见颈静脉充盈及血管异常搏动，喉体位置大致居中，喉体无膨大，推动喉体时有骨擦感。甲状腺无肿大及包块，甲状腺和气管向右偏移。其余颈部淋巴结未触及肿大。左上肢感觉、肌力及肌张力正常，桡动脉可触及。

【辅助检查】

颈部 X 线检查（图 29 – 1）及 CT 平扫（图 29 – 2）：左颈部见哑铃状团块影，大小 10 cm × 5 cm，内密度不均，可见弥漫分布钙化，边缘光滑，沿 C_7 ~ T_1 间隙向椎管内延伸，相应椎管扩张，向下突入上纵隔及左侧胸腔，周围组织结构呈受压改变。余颈部结构未见明显异常。颈部未见明显增大淋巴结。增强扫描示左颈部病灶软组织呈中度强化，考虑左颈部脊膜瘤。

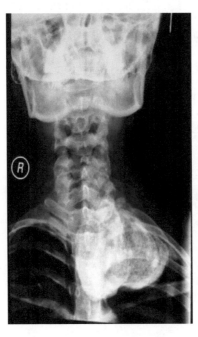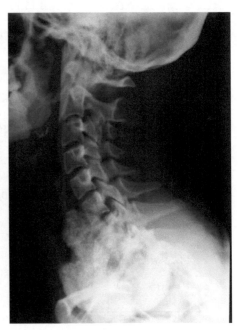

图 29 –1　颈部正侧位 X 线片：左颈胸段椎旁钙化性占位

颈椎 MRI（图 29 – 3）：C_7 ~ T_1 椎体水平椎管内可见团块状肿物，病灶与正常脊髓分界清楚，病变部分向椎管外延伸且椎管外病

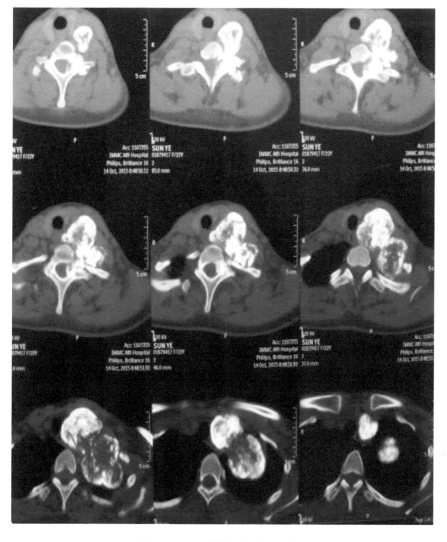

图 29 -2　术前颈部 CT 平扫

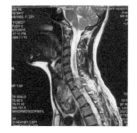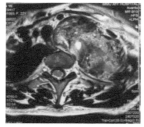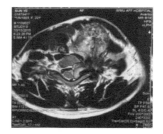

图 29 -3　术前颈部 MRI 平扫

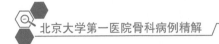

灶较大，形成哑铃状，局部向下突入胸腔，周围组织受压改变，相应椎间孔扩张。病变呈混杂长 T_1、长 T_2 信号，STIR 呈混杂高信号，增强扫描不均匀强化。病变大小约为 6 cm×9 cm×9 cm。脊髓、气管、食管、甲状腺相应受压移位。所示范围颈部未见明显增大淋巴结。影像诊断：C_7 ～ T_1 椎体水平椎管内外占位，考虑神经源性肿瘤，不除外恶变及其他恶性肿瘤。

B 超：甲状腺双叶多发囊肿伴浓缩胶质，左颈部实性肿物，双侧颈部未见肿大淋巴结。

甲状腺功能五项正常。

心电图正常。

胸部 X 线：左胸壁上部高密度团块影。

左颈部肿物穿刺病理：纤维组织包裹的多灶钙化结节。

【诊断】

左颈部肿物。脊膜瘤？神经源性肿瘤？软骨肉瘤不能除外。

【治疗经过】

入院后行肿物切开活检术，病理检查考虑为良性纤维性肿瘤性病变，需与钙化性腱膜纤维瘤、钙化性纤维性肿瘤等疾病鉴别，椎动脉造影显示椎动脉及颈动脉被明显推挤移位。后行后路椎板及椎管内肿瘤切除、内固定、前路颈部肿瘤切除术，术后患者伤口引流出现乳糜液，考虑胸导管损伤，每日引流量 1200 ～ 2400 mL，予禁食、生长抑素治疗效果不佳，转至淋巴外科行淋巴管造影、胸导管修补术，术后患者顺利拔除引流管。术后病理亦考虑为钙化性腱膜纤维瘤。术后 X 线检查见图 29 - 4。

【随访】

术后随访无复发，1 年后行内固定物取出术。

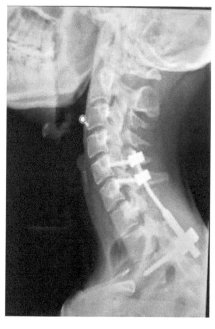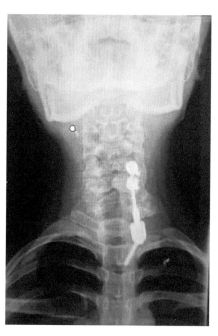

图 29-4 术后 X 线片

病例分析

钙化性腱膜纤维瘤又称幼年性腱膜纤维瘤，是一种少见的发生于肌腱、腱鞘或滑膜的良性肿瘤，好发于儿童及青少年的四肢远端，大多患者以生长缓慢质硬的包块首诊，发病率极低。手术是主要的治疗方法，但术后存在局部复发可能。本病需与纤维性肿瘤、软骨性肿瘤相鉴别。

该例患者肿瘤较大，最大径达 10 cm，肿瘤沿椎间孔进入椎管内并出现神经压迫症状，影像学上肿瘤明显钙化，临床上不能完全除外软骨肉瘤等恶性肿瘤，故术前为明确诊断，进行 2 次活检手术确诊，明确为良性病变后决定采取前后入路，分块切除肿瘤，而无须行破坏性大的整块切除术。

肿瘤紧邻椎动脉，术前行椎动脉造影，明确双侧椎动脉情况，

193

降低术中损伤的可能性。患者术中出现胸导管损伤，故术后出现乳糜漏。对于胸导管损伤的治疗目前有禁食、注射生长抑素、胸导管结扎等方式，但淋巴外科可行胸导管修补术，并发症更少，预后更好。

✚ 米川教授病例点评

钙化性腱膜纤维瘤为较罕见的疾病，尤其发生于颈部等不典型部位，术前诊断尤为重要，一旦误诊将可能做出错误的治疗方案，后果是灾难性的。术中应注意保护肿瘤毗邻的重要结构。该例患者的胸导管损伤采用修补的方法，效果极好。

参考文献

1. HASSEL B. Calcifying aponeurotic fibroma. a case of multiple primary tumours. case report [J]. Scand J Plast Reconstr Surg Hand Surg, 1992, 26（1）：115 – 116. DOI：10.3109/02844319209035195.

2. MURPHEY M D, RUBLE C M, TYSZKO S M, et al. From the archives of the AFIP：musculoskeletal fibromatoses：radiologic-pathologic correlation [J]. Radiographics, 2009, 29（7）：2143 – 2173.

3. 谢乐，毛荣军，王娟，等. 钙化性腱膜纤维瘤6例临床病理分析 [J]. 临床与实验病理学杂志，2015, 31（1）：40 – 43.

4. FETSCH J F, MIETTINEN M. Calcifying aponeurotic fibroma：a clinicopathologic study of 22 cases arising in uncommon sites. Hum Pathol, 1998, 29（12）：1504 – 1510.

（潘元星　整理）

第二节　恶性骨肿瘤病例

■ 病例 30　瘤段切除灭活再植治疗股骨骨肉瘤

病历摘要

【基本信息】

患者，男性，28 岁。

主诉：左下肢外伤后间断疼痛、肿胀 7 月余。

现病史：患者 7 个月前外伤后出现左侧大腿疼痛、肿胀，后症状自行缓解。2014 年 1 月左大腿再次出现上述症状，逐渐加重。就诊外院行 X 线示左股骨肿瘤，MRI 示左侧股骨中下段骨质破坏，骨皮质不光整，髓腔内信号不均，考虑左股骨中下段病变，伴软组织肿块，考虑间叶来源恶性肿瘤。胸部 CT 示双肺可见多发结节，大小不等，双肺多发转移瘤。手术切开活检病理证实为高级别骨肉瘤。患者为求进一步诊治，于 2014 年 4 月就诊我院。

既往史：无特殊。

个人史：无特殊。

【专科查体】

左大腿中下段肿物，表面皮肤无红肿、破溃、静脉曲张，皮温不高，质硬，与周围组织边界不清，活动度差。压痛（＋），叩痛（－）。左侧腹股沟双组淋巴结肿大，最大约 1 cm，质硬，活动度可。左下肢各向主被动活动不受限，肌力、肌张力正常，深、浅反射对称引出，病理征（-）。

【辅助检查】

化疗前 X 线示左股骨中段可见大片不均匀高密度影，骨皮质及皮髓质分界不清，肿物突破骨皮质侵犯软组织，周围可见层状骨膜反应、Codman 三角及絮状瘤骨，其内及其上方髓腔内可见骨质密度减低区，总范围约 17.9 cm×6.9 cm（图30-1）。

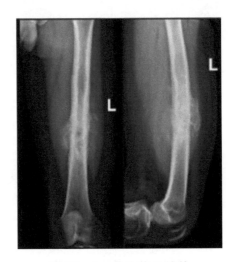

图30-1 化疗前 X 线片

【诊断】

左股骨骨肉瘤，肺多发转移。

【治疗经过】

入院后给予患者术前新辅助化疗 8 次（顺铂＋阿霉素、异环磷酰胺、甲氨蝶呤、顺铂＋阿霉素、异环磷酰胺、甲氨蝶呤、顺铂＋阿霉素、异环磷酰胺），复查 X 线示肿瘤较前变化不大，MRI 示左侧股骨骨干骨质破坏，累及左侧股骨骨干全长，长度约 30 cm，骨皮质破坏，不连续，骨质周围可见巨大梭形占位，边界不清，向上范围达股骨上段，向下范围达股骨内外上髁水平，向周围侵犯左侧股中间肌，局部与股外侧肌、股内侧肌分界不清（图 30 - 2）。胸部 CT 示双肺可见多发高密度小结节，分布欠均匀，边界清晰（图 30 - 3）。

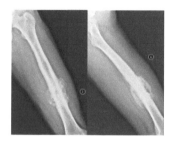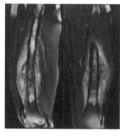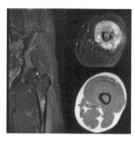

图 30 -2　新辅助化疗 8 周期后复查 X 线、MRI

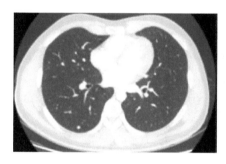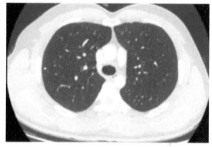

图 30 -3　新辅助化疗 8 周期后复查胸部 CT

2014 年 9 月行左股骨瘤段切除体外灭活再植术，完整切除左股骨干全长，剔除皮质外软组织及瘤骨，用开髓钻打通髓腔，修整股骨干至正常形态后放入含 10% 高渗盐水的无菌盒，65° 温箱中处理 30 分钟。将处理后的股骨干回植，髓内钉内固定（图 30 - 4）。术后病理证实骨肉瘤诊断，术后规律化疗 10 次，方案同术前。期间患者定期进行影像学检查，X 线片示股骨不愈合，术后 1 年半内固定断裂；CT 示断端不愈合，未见肿瘤复发迹象（图 30 - 5）。2016 年 3 月行内固定翻修术，术中取自体髂骨进行 360° 植骨，术后定期复查（图 30 - 6）。

笔记

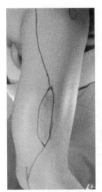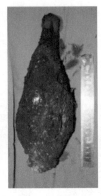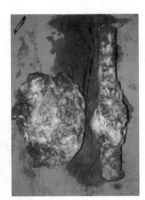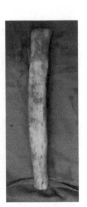

图 30 -4　股骨处理前后外观照

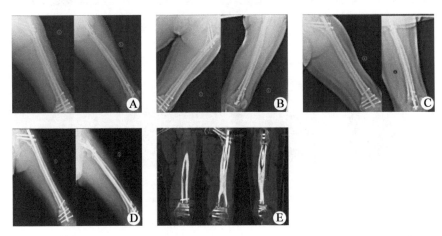

A. 术后；B. 术后 6 个月；C. 术后 12 个月；D. 术后 18 个月，内固定断裂；E. CT 示断端不愈合。

图 30 -5　定期影像学检查

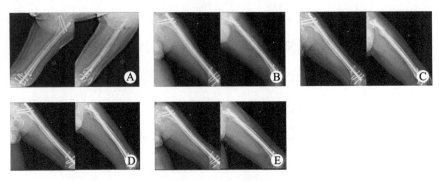

A. 翻修术后；B. 翻修术后 6 个月；C. 翻修术后 12 个月；D. 翻修术后 24 个月；E. 翻修术后 36 个月。

图 30 -6　翻修术后定期复查

【随访】

术后定期随访，断端愈合良好，患肢功能好。随访期间定期复查胸部 CT，肺内结节无明显变化。

病例分析

骨肉瘤是儿童及年轻患者最常见的原发恶性肿瘤，好发于股骨远端、胫骨近端和肱骨近端，中位发病年龄为 20 岁，而 65 岁以上的骨肉瘤患者常继发于 Paget 病。骨肉瘤是一种梭形细胞肿瘤，瘤细胞可直接产生骨或骨样组织，主要分为髓内、表面、骨外三种亚型，本例患者属于髓内高级别骨肉瘤，该类型骨肉瘤占全部骨肉瘤的 80%。

如本病例所示，骨肉瘤最常见的临床表现是疼痛和肿块，初期疼痛多为间歇性隐痛，随病情发展逐渐加重，并可在疼痛部位触及肿块。肿瘤内大多数细胞的分化决定了骨肉瘤的影像学表现，有骨样、软骨样、成纤维或者纤维组织增生症，伴有不同程度的反应骨形成。本例患者治疗前 X 线显示病变部位以成骨为主，并可见层状骨膜反应、Codman 三角及絮状瘤骨等骨肉瘤的特征表现。但骨肿瘤的诊断依赖于临床 – 影像 – 病理三结合，通过病理检查，该患者确诊为骨肉瘤。

骨肉瘤的治疗提倡以手术为主，化疗为辅，以达到提高患者生存期的目的。多药联合化疗对骨肉瘤的预后非常重要，目前提倡术前大剂量全身化疗，即新辅助化疗。它可以达到杀灭全身微小转移灶、明确组织反应率、减小肿瘤体积、提高保肢率的目的。目前治疗骨肉瘤常用的化疗药物包括甲氨蝶呤、阿霉素、顺铂、异环磷酰胺和长春新碱。术前化疗有效性的评估包括临床症状的缓解、肿瘤体积的缩小（肿瘤直径变小）、水肿消失、X 线片示肿瘤缩小和成骨增加、血中 AP 下降、肿瘤标本细胞坏死率的评估，化疗疗效是决定患者预后的主要因素。手术治疗可以分为保肢手术和截肢手术，截肢手术包括高位截肢和关节离断，是骨肉瘤治疗的重要手段，适合Ⅱb期和不伴肺外转移的Ⅲa期患者。保肢手术的手术指征为Ⅱa期或对化疗反应好的Ⅱb期；无主要的血管神经受累；手术能达到广泛切除范围；重建后肢体功能优于假肢；患者及家属有保肢愿望。重建方法包括人工假体置换、假体－异体骨复合体置换、异体骨移植、自体骨灭活再植等。研究表明，对于无转移的高级别骨肉瘤，截肢手术与保肢手术在复发率和生存率上无显著差异，而保肢手术往往能够带来更好的功能。对新辅助化疗反应较好的高级别骨肉瘤患者，如果能够达到广泛切除的外科边界，应首选保肢治疗，当保肢治疗无法达到满意的外科边界时，应进行截肢治疗。

本例患者为高级别骨肉瘤肺多发转移，肿瘤分期为 $G_2T_2M_1$ ⅢB 期。基于患者的肿瘤分期，建议患者先行新辅助化疗，再行手术治疗。虽然患者临床分期较晚，且伴有肺转移，但患者保肢意愿强烈。考虑到病变未累及主要神经血管，能够进行广泛切除。故最终对患者实施病变的广泛切除，并采用瘤段灭活再植的重建方式恢复稳定性。术后继续进行化疗，随访期间患者骨断端不愈合，最终导致内固定断裂，取自体髂骨植骨再次固定后患者骨断端得到良好愈合，目前距离第一次手术接近 6 年，局部未发现复发迹象，患者肺内转移结节稳定无进展。

📋 施学东教授病例点评

（1）在手术的基础上联合辅助化疗和新辅助化疗可明显改善骨肉瘤患者的预后，多药联合方案包括以下药物中至少3种：多柔比星、顺铂、博来霉素、异环磷酰胺或环磷酰胺、放线菌素 D 和甲氨蝶呤。我院骨肉瘤常规化疗方案为大剂量甲氨蝶呤、顺铂＋阿霉素、大剂量异环磷酰胺。

（2）保肢手术的重建方法包括骨重建和软组织重建，骨重建即重建支撑或关节功能。本例患者骨内病变范围广泛，考虑到全股骨假体置换手术创伤较大，术后假体并发症如假体松动、感染和机械性损坏风险较高，最终采用自体瘤段灭活再植的方式重建支撑功能。但自体瘤段灭活再植存在肿瘤灭活不确切、肿瘤复发、骨断端不愈合等风险，临床应用中应权衡利弊。

参考文献

1. NCCN Clinical Practice Guidelines in Oncology（NCCN Guidelines）. Bone Cancer. Version 2. 2019.

2. 赵玉沛，陈孝平. 外科学［M］. 3 版. 北京：人民卫生出版社，2016.

3. 郭卫，牛晓辉，肖建如，等. 骨肉瘤临床循证诊疗指南［J］. 中华骨与关节外科杂志，2018，11（4）：288 - 301.

（崔云鹏　施学东　整理）

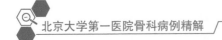

病例 31　单纯后路全骶骨切除治疗骶骨复发脊索瘤

病历摘要

【基本信息】

患者，女性，57 岁。

主诉：骶骨脊索瘤术后 5 年，骶尾部疼痛 2 年余。

现病史：患者 5 年前出现腰骶部不适，就诊于外院，完善检查诊断为脊索瘤，行肿瘤切除术，具体不详。术后出现排便、排尿困难。2015 年 3 月患者再次出现腰骶部疼痛，双下肢麻木，排便、排尿困难较前加重。为进一步诊治，于 2017 年 3 月就诊我院。

既往史：无特殊。

个人史：无特殊。

【专科查体】

脊柱四肢无畸形，腰骶部见 20 cm×20 cm 陈旧手术后瘢痕，局部未触及明显结节及硬块，未见红肿及破溃。关节无红肿，肘关节轻微压痛，活动正常，双下肢无水肿。双侧膝腱反射对称引出，双侧 Babinski 征(−)。

【辅助检查】

完善骨盆 CT、MRI 可见骶尾部巨大分叶状软组织肿块，呈膨胀性生长，大小约 13.6 cm×9.6 cm×10.1 cm（左右×前后×上下），边界清。骶骨正常骨质结构几近消失；双侧髂骨近骶髂关节处骨质破坏。病灶向上生长至 L₅ 椎体下缘，部分突入骶管内，向下至耻骨联合上缘水平，向前占据骶前间隙，向下方推挤直肠，向前推挤子宫及膀胱，向后达皮下软组织，部分突入双侧臀大肌（图31-1）。结合患者临床症状、影像学检查和病史，考虑脊索瘤术后复发。

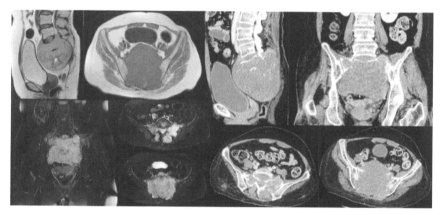

图31-1　骨盆 MRI、CT 显示骶骨巨大软组织密度肿物，
骶骨骨质破坏，肿物突入椎管并累及双侧骶髂关节

【诊断】

骶骨复发性脊索瘤。

【治疗经过】

入院完善相关检查后行单纯后路肿瘤整块切除，术前留置双侧输尿管支架管并放置腹主动脉球囊，术中为保留 S_1 神经根，沿神经根走行对肿瘤组织进行游离，神经根表面应用无水乙醇处理。肿瘤切除后采用双钉棒腰骶固定，重建脊柱与骨盆间的连接（图31-2）。术后病理证实为脊索瘤。患者术后出现一过性下肢肌力、排尿、排便障碍。

【随访】

随访期间下肢肌力逐渐恢复，考虑与术中神经根牵拉相关。

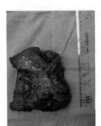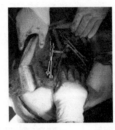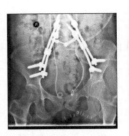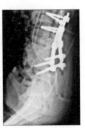

图 31-2　标本大体外观照及双钉棒系统重建脊柱与骨盆间连接

病例分析

脊索瘤起源于脊索的残余组织，发病率不高，是一种低度恶性肿瘤。脊索瘤发生部位主要集中在中轴骨，约 50% 发生在骶尾骨，是骶骨最常见的原发肿瘤类型，30% 发生在颅骨基底部。国内一项研究对 790 例原发骶骨肿瘤分析显示，脊索瘤占 24.4%。骶骨脊索瘤患者的年龄主要集中在 30~60 岁，男女比例约 3∶1，5 年生存率为 81.0%~90.1%，患者生存期较长。

由于盆腔的天然间隙，骶骨脊索瘤早期症状比较隐匿，且症状不典型，患者经常在确诊前可能已经出现 1 年以上的症状。早期可能出现腰骶部不适，肿瘤逐渐增大压迫骶神经后出现神经压迫症状，如坐骨神经放射痛，排尿、排便障碍等。

骶骨脊索瘤的治疗以外科手术整块切除为主，骶骨解剖结构复杂，整块切除较困难。国内学者将骶骨原发恶性肿瘤根据部位进行分型，以 $S_{1~2}$ 椎间盘和 $S_{2~3}$ 椎间盘为界，将骶骨分为上位（$S_{1~2}$ 椎间盘以上）、中位（$S_{1~2}$、$S_{2~3}$）和下位（$S_{2~3}$ 椎间盘以下）三个区域，分别定义为 Ⅰ、Ⅱ、Ⅲ 型，Ⅳ 型定义为仅累及半侧骶骨的肿瘤，Ⅴ 型定义为累及 L_5 椎体的肿瘤。对于累及低位骶骨（Ⅲ型）的脊索瘤由于操作相对容易，因此，整块切除成为术后低位骶骨脊

 笔记

索瘤治疗的主要手术方式。而对于高位骶骨（Ⅰ、Ⅱ）脊索瘤，外科治疗存在一定的争议。高位骶骨脊索瘤多与S_1、S_2神经根分界不清，如行整块切除则会牺牲上位脊神经功能，影响患者生活质量，同时整块切除手术创伤大，术中出血多，损伤邻近器官、组织风险较高。因而部分外科医生认为，对于累及上位骶骨的脊索瘤可行切刮术，即广泛切除S_2以下肿瘤病灶，近端病灶行刮除，尽可能保留上位骶神经。然而，骶骨脊索瘤作为一种低度恶性肿瘤，术后生存期较长。肿瘤内手术会明显增加脊髓瘤术后复发的概率，同时，研究显示广泛或边缘切除能够有效减低术后复发率。随着技术的发展，对累及上位骶骨的脊索瘤进行广泛/边缘切除的手术风险逐步降低，对骶神经保留的相关研究使患者术后生活质量较前有一定改善。国内也有研究显示前后两路联合或单纯后路全骶骨切除治疗的26例高位骶骨的脊髓瘤患者，在术后随访期内均无复发、转移。

　　本例患者为骶骨复发性脊髓瘤，病变累及高位骶骨（Ⅰ型），L_5椎体未受累及。治疗方式上选择全骶骨切除，入路选择为单纯后方入路。为防止骶前分离过程中对前方输尿管造成损伤，术前放置双侧输尿管支架管。此外，术前留置腹主动脉球囊，以控制术中出血，术中球囊共应用2次，分别为30 min，期间间隔20 min。因病变部分突入椎管，并与S_1神经根关系较密切，手术边界为囊外边缘切除，切除后应用无水乙醇处理神经根表面。肿物切除后采用双钉棒系统重建腰骶连接，恢复稳定性。

施学东教授病例点评

　　（1）全骶骨切除主要应用于累及高位骶骨的恶性肿瘤的整块切除，该术式是对于骶骨肿瘤最彻底的切除术式，由于骶骨复杂的解剖形态及周围的重要组织、脏器，使得手术难度较大，早期应用较少。随着外科技术的进步及减少术中出血措施的逐步发展，全骶骨切除术逐渐成熟，开始广泛应用于累及高位骶骨的恶性肿瘤治疗中。全骶骨切除手术入路可分为前后路联合和单纯后路，单纯后路避免了前路切口，可减少患者的创伤。但单纯后路对前方血管神经显露较困难，术中应小心分离，避免损伤重要血管。

（2）术中出血是骶骨肿瘤外科治疗无法回避的问题。由于骶骨局部解剖结构复杂，术中出血往往较多，从而导致术野不清、肿瘤切除不彻底及重要血管神经损伤。随着介入技术的发展，可以选择术前栓塞或术中腹主动脉球囊临时阻断技术控制术中出血。两者的区别在于术前栓塞可减少手术整体的失血量，但对短时大量出血则无明确作用，且患者出现术后切口并发症风险较高。而腹主动脉临时阻断技术能够有效地控制总失血量，对短时大量失血也有较好的控制，并且伤口并发症发生率低。

参考文献

1. NCCN Clinical Practice Guidelines in Oncology（NCCN Guidelines）. Bone Cancer. Version 2. 2019.

2. 赵玉沛, 陈孝平. 外科学 [M]. 3 版. 北京：人民卫生出版社, 2016.

3. 郭卫, 尉然. 中国骶骨肿瘤外科治疗的进步 [J]. 中华骨与关节外科杂志, 2018, 11（4）：241 - 251.

4. 贝蒂. 坎贝尔骨科学 [M]. 王岩, 译. 北京：人民军医出版社, 2009.

（崔云鹏　施学东　整理）

病例 32　骨盆Ⅱ、Ⅲ区软骨肉瘤

病历摘要

【基本信息】

患者，老年女性。

主诉：双足底麻木 3 个月，右下肢内侧放射痛 1 个月。

现病史：患者 3 个月前无明显诱因出现双足心麻木感，1 个月前出现右侧下肢内侧运动后向肢体远端放射痛，疼痛性质难以描述，休息后可缓解，就诊于外院，完善 CT 及 3D 重建回报：右侧耻骨上下支及周围软组织不规则占位性病变伴多发斑片状钙化，右侧耻骨上下支病理性骨折。右髋关节 X 线：右耻骨上下支可见多发骨折线，骨折端对位可，周围软组织内可见多发钙化影。穿刺活检病理回报：（软骨组织）结构紊乱，软骨岛不规则排列，部分软骨细胞伴有轻度异型，结合影像学检查，考虑为高分化软骨肉瘤。

既往史：有高血压病史。

个人史：无特殊。

【专科查体】

右侧耻骨结节压痛（＋）。

【辅助检查】

术前 X 线、CT 及 MRI 检查示右侧耻骨肿物累及髋臼（图 32 –1）。

【诊断】

骨盆软骨肉瘤。

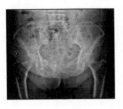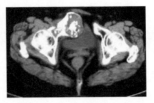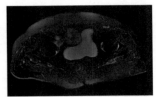

图 32 -1　术前 X 线、CT 及 MRI 检查

【治疗经过】

　　入院行右耻骨肿瘤切除 + 右髋关节置换术。术后病理考虑为软骨肉瘤，Ⅰ级，肿瘤大小 9 cm×7.5 cm×6 cm。肿瘤破坏皮质骨组织，耻骨骨断端髓腔内见一小灶肿瘤细胞浸润，各软组织切缘均净。术后患者疼痛症状缓解，伤口愈合不良，经换药及清创治疗后伤口愈合出院，术后 1 个月复查骨盆 X 线提示内固定位置良好（图32 -2）。

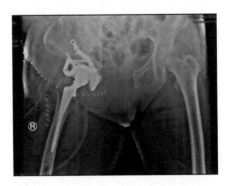

图 32 -2　术后 1 个月骨盆 X 线片

【随访】

　　术后半年电话随访，患者主诉恢复良好，无特殊不适。

 病例分析

　　骨盆软骨肉瘤是骨盆部位较常见的恶性肿瘤，因软骨肉瘤对放化疗不敏感，目前手术切除仍是治疗骨盆部位软骨肉瘤的主要方法。但骨盆部位解剖复杂，手术难度高，风险大，骨盆重建方法不成熟，并发症多，因此骨盆部位的软骨肉瘤的手术治疗对骨科医师来说仍具有极大的挑战性。骨盆软骨肉瘤切除后是否重建视每个患者的具体情况及骨科医师的手术经验来决定，治疗原则为首先要完整切除肿瘤，其次才考虑功能重建。Ⅲ区肿瘤若未累及髋关节，仅行坐、耻骨切除术对骨盆稳定性破坏较小，且不影响髋关节功能，可仅植骨填充或不重建。若累及髋关节则需行人工假体重建，本例患者肿瘤累及髋臼，重建方式选择了加强型髋臼 + 人工股骨头的方式，尽可能地保留了肢体的功能。

骨盆软骨肉瘤重建术后的并发症包括深部感染、人工关节脱位、深静脉血栓形成，创口并发症包括创口血肿、脂肪液化渗液、皮缘坏死等。本例患者术后伤口出现了脂肪液化，予以换药及清创后伤口愈合。

🔲 施学东教授病例点评

（1）骨盆软骨肉瘤容易出现复发，切除后局部复发率因部位和术式不同可能存在较大差异。截肢、病灶切除和刮除术后的肿瘤复发率依次下降，手术治疗时尽可能地保证切除范围可以降低局部复发率。

（2）骨盆软骨肉瘤有一定概率出现远处转移，转移部位可为肺、腹腔、腹膜后，患者术后需严密复查。

参考文献

1. 赵玉沛, 陈孝平. 外科学（下册）［M］. 3 版. 北京：人民卫生出版社, 2016：

1039 – 1050.

2. EVANS H L, AYALA A G, ROMSDAHL M M. Prognostic factors in chondrosarcoma of bone: a clinicopathologic analysis with emphasis on histologic grading [J] . Cancer, 1977, 40 (2): 818 – 831.

3. WEBER K L, PRING M E, SIM F H. Treatment and outcome of recurrent pelvic chondrosarcoma [J]. Clin Orthop Relat Res, 2002 (397): 19 – 28.

4. 郭卫, 燕太强, 汤小东, 等. 髋臼及其周围肿瘤的分区与重建方法 [J]. 中华骨科杂志, 2009, 29 (2): 134 – 139.

（潘元星　整理）

笔记

病例 33 骨盆 I 区软骨肉瘤

病历摘要

【基本信息】

患者，中年男性。

主诉： 腰背痛伴左侧臀部及大腿外侧疼痛2个月。

现病史： 腰背痛伴左侧臀部及大腿外侧疼痛2个月，外院行核磁检查发现左侧髂骨及周围软组织信号杂乱，考虑为结核。

既往史： 无特殊。

个人史： 无特殊。

【专科查体】

腰部及左髋活动无明显受限，直腿抬高试验及股神经牵拉试验（－）。

【辅助检查】

术前X线（图33-1）、CT（图33-2）及MRI（图33-3）检查显示左侧髂骨骨质破坏伴包块形成，累及部分骶骨。

【诊断】

左侧骶髂关节骨破坏，感染或肿瘤可能。

【治疗经过】

入院行穿刺活检术，结果示软骨肉瘤，2级。后行左侧骶髂关节肿瘤整块切除、自体骨植骨、内固定术。术中整块切除标本及术后X线见图33-4。

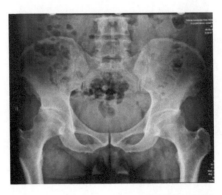

图 33 -1　术前 X 线：左髂骨骨质破坏

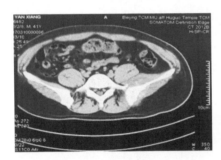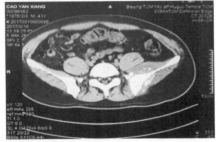

图 33 -2　术前 CT：左髂骨骨质破坏，骨外软组织包块内可见钙化

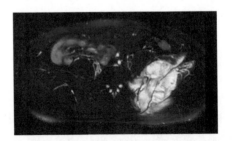

图 33 -3　术前 MRI 平扫：左髂骨异常信号，骨外软组织
包块形成，伴周围肌肉明显水肿

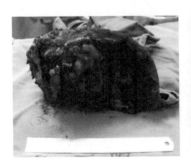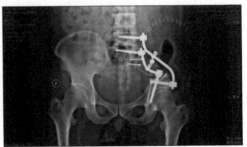

图 33 -4　术中整块切除标本及术后 X 线片

笔记

术后病理示髂骨翼肿瘤，结合部位、年龄及形态，为中心型软骨肉瘤，Ⅲ级（高级别），伴局部小灶的梭形细胞肉瘤及可疑的高级别骨肉瘤（间变性肉瘤）成分。肿瘤内、外周缘净，未见脉管瘤栓。髂骨、髂臼、骶骨及骶骨肌肉各切缘均未见肿瘤。术后患者疼痛症状缓解，伤口愈合良好后出院，术后1个月复查骨盆X线提示内固定位置及植骨良好。

【随访】

术后半年电话随访，患者主诉恢复良好，无特殊不适。

🔬 病例分析

软骨肉瘤是软骨组织来源的恶性肿瘤，其发病率在原发恶性骨肿瘤中仅次于骨肉瘤；按组织学特点可分为普通中央型、继发型、黏液型、去分化型、间质型、透明细胞型。软骨肉瘤对传统化疗和放疗的反应较差，是否应对高级别、进展期软骨肉瘤常规行辅助放化疗，目前仍存在争议，手术切除是目前唯一公认效果确切的治疗方法。骨盆为软骨肉瘤第二常见的发病部位，因解剖结构复杂、特殊，切除和重建的难度大，术中出血多，手术并发症发生率较高，其临床治疗始终是一个挑战。

骨盆软骨肉瘤不易早期诊断、早期治疗，主要原因是骨盆部位可供肿瘤生长的腔隙或空间较大，较晚产生明显的肿胀、压迫、疼痛等症状，致使许多患者就诊时肿瘤已发展至较晚期。本例患者病程只有2个月，但肿瘤已经累及骶髂关节，增大了手术切除的难度。

骨盆软骨肉瘤的手术方式可根据Enneking分区不同而选择。Ⅰ区肿瘤切除后若残余髂骨仍能维持骨盆稳定性，则可不进行重建，若重建则方式多选择植骨＋固定。本例患者肿瘤主要位于Ⅰ区，累

笔记

及部分骶骨，予以切除后行自体骨植骨＋钉棒内固定重建，术后恢复良好。

软骨肉瘤的非手术治疗方法十分有限。该例患者术后病理提示为高级别软骨肉瘤，部分骨肉瘤变，术后需严密复查。

米川教授病例点评

传统观点认为放化疗对软骨肉瘤效果不佳，但有最新研究显示，对于进展期（无法切除或已有远处转移）的软骨肉瘤，多药联合化疗可以明显推迟疾病出现进展的时间，尤其是对于间质型和去分化型软骨肉瘤患者。也有学者探索软骨肉瘤的靶向治疗，因此，对于间质型和去分化型软骨肉瘤，可尝试辅助治疗控制病情进展。

骨盆软骨肉瘤手术切除后局部复发率显著高于其他部位的软骨肉瘤，最终接受截肢手术的比例也明显偏高，因此术后应严密复查。

参考文献

1. 赵玉沛，陈孝平. 外科学（下册）［M］. 3 版. 北京：人民卫生出版社，2016：1039 - 1050.

2. GIUFFRIDA A Y, BURGUENO J E, KONIARIS L G, et al. Chondrosarcoma in the United States（1973 to 2003）：an analysis of 2890 cases from the SEER database ［J］. J Bone Joint Surg Am, 2009, 91（5）：1063 - 1072.

3. GELDERBLOM H, HOGENDOORN P C, DIJKSTRA S D, et al. The clinical approach towards chondrosarcoma ［J］. Oncologist, 2008, 13（3）：320 - 329.

4. STAALS E L, BACCHINI P, BERTONI F. Dedifferentiated central chondrosarcoma ［J］. Cancer, 2006, 106（12）：2682 - 2691.

5. DICKEY I D, ROSE P S, FUCHS B, et al. Dedifferentiated chondrosarcoma：the role of chemotherapy with updated outcomes ［J］. J Bone Joint Surg Am, 2004, 86（11）：2412 - 2418.

6. BEDERMAN S S, SHAH K N, HASSAN J M, et al. Surgical techniques for spinopelvic reconstruction following total sacrectomy: a systematic review [J]. Eur Spine J, 2013, 23 (2): 305 - 319.

（潘元星　整理）

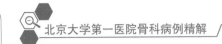

病例 34　骨盆尤文肉瘤

病历摘要

【基本信息】

患者，青年女性。

主诉：左髋部疼痛伴活动受限4月余，诊断为尤文肉瘤2个月。

现病史：患者4个月前无明显诱因出现左髋部疼痛，最初为间断性后持续疼痛，伴有活动受限，不伴发热等不适。症状逐渐加重，影响行走及睡眠，需口服止痛药物。就诊当地医院，查MRI见左髂骨及髋臼异常信号影，左髂骨内/外板软组织信号影；CT可见左髂骨、髋臼骨破坏，左髂骨内/外板软组织包块。外院予外敷、针灸等治疗效果不佳，遂来我院，行CT引导下左髂肿瘤穿刺活检术。病理回报：（左髋臼穿刺物）考虑为高度恶性小蓝圆细胞肿瘤，支持Ewing肉瘤/PNET。完善骨扫描：左侧髂骨、左髋臼、左坐骨血运丰富、代谢旺盛灶，不除外恶性病变，已完成三周期VAC方案化疗，过程顺利，化疗后复查CT示左侧髂骨、左髋臼及左侧耻骨多发骨破坏，对比之前CT左髂骨内侧软组织肿块消失，骨破坏大致同前。患者诉化疗后疼痛明显减轻。

既往史：无特殊。

个人史：无特殊。

【专科查体】

双髋无明显畸形，左髋前方压痛（＋），无叩击痛，主动活动、被动活动部分受限，左"4"字试验（＋），左直腿抬高试验（－），左股神经牵拉试验(+)。

【辅助检查】

相关影像学检查见图 34 - 1 至图 34 - 3。

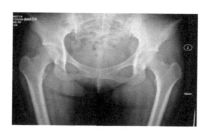

图 34 - 1 化疗前 X 线片

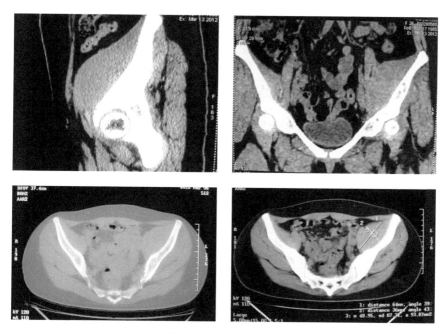

图 34 - 2 化疗前 CT

【诊断】

骨盆尤文肉瘤。

【治疗经过】

入院后留置腹主动脉球囊预防术中出血，行左半骨盆切除 + 人工半骨盆置换术，术后患者坐起时出现关节脱位，予以手法复位。3 周后患者可拄拐下地，术后 1 个月复查骨盆 X 线提示内固定位置好。术中扩大切除标本及术后骨盆 X 线见图 34 - 4。

【随访】

患者术后继续 5 周期的 VAC 方案化疗，1 年余后复查发现肝转移，外院给予挽救性化疗失败，术后 2 年死于多发转移。

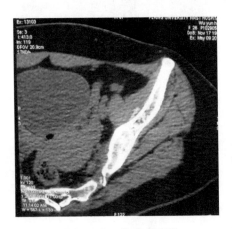

图 34 - 3　化疗后 CT

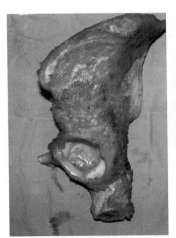
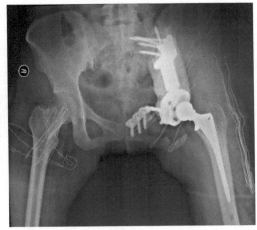

图 34 - 4　术中扩大切除标本及术后骨盆 X 线片

病例分析

　　尤文肉瘤是常见的原发恶性骨肿瘤，是一种起源于神经外胚层的骨或软组织小圆细胞肿瘤，好发于青少年，大部分发生在下肢或骨盆。X线表现差异较大，可呈现为广泛的溶骨性、浸润性破坏，肢体长骨干可呈葱皮样改变。为评估疾病的分期，还需行胸部CT、PET扫描和骨扫描检查以便早期发现经血行转移至肺或骨的病灶。尤文肉瘤还容易出现骨髓浸润，所以还需行骨髓活检、脊柱及盆腔的MRI筛查。由于其具有显著的遗传易感性，因此强烈建议患者行细胞遗传学和分子生物学检测。

　　手术切除加辅助放化疗为骨盆尤文肉瘤的主要治疗方法。由于骨盆位置较深，骨盆肿瘤就诊时往往体积较大，手术治疗是充满挑战的。骨盆骶骨尤文肉瘤患者的预后较差，为使患者获得更高的局部控制率及更好的预后，首选外科初始治疗方案均为切缘阴性（R_0切除）的广泛切除，尽量避免囊内切除。满意的外科边界可能降低局部复发的风险。手术治疗的主要目的是在安全外科边界内切除肿瘤，对于手术无法保留足够边缘正常组织及肢体功能的肿瘤应选择半盆截肢术。依靠术前化疗，尽可能消灭卫星病灶、减轻水肿、清晰肿瘤边界，可以明显提高手术治疗的效果。即使是选择截肢，术前化疗对控制肿瘤复发转移、改善预后也有积极的作用。尤其是对于骨盆巨大肿瘤，因其局部解剖复杂，无法取得广泛的外科边界，术前化疗更为重要。外科手术边界不足时应予以术后放疗；术后组织学反应不良时应考虑放疗。本例患者术后病理提示切缘阴性，未予术后放疗。

　　在术中条件允许的情况下应进行恢复肢体功能的骨盆重建。如果在肿瘤切除后，股骨—骶骨之间的骨连续性和髋关节的结构不完整，则需要进行重建。本例患者选择的是人工半骨盆和骨水泥结合的重建方式，术后可保留部分髋关节功能。

米川教授病例点评

骨盆尤文肉瘤恶性度高，体积大，难以做到扩大切除或者边界外切除，是肿瘤转移和局部复发的主要原因。治疗上应做到早期诊断，采用新辅助化疗，手术中尽量取得广泛的外科边界，本例患者经过术前新辅助化疗＋扩大切除手术＋术后化疗，最终仍死于多发转移，因此对化疗进行有效性的评估，以及设计新的、合理有效的全身和局部治疗方案是提高骨盆尤文肉瘤患者生存率的关键。

参考文献

1. 赵玉沛, 陈孝平. 外科学（下册）［M］. 3 版. 北京：人民卫生出版社, 2016：1039 - 1050.

2. SUCATO D J, ROUGRAFF B, MCGRATH B E, et al. Ewing's sarcomaof the pelvis. Long-term survival and functional outcome［J］. Clin Orthop Relat Res, 2000 (373)：193 - 201.

3. R DL R W, HOFFMANN C, GOSHEGER G, et al. Ewing's sarcomaof the pelvis：combined surgery and radiotherapy treatment［J］. J Surg Oncol, 2003, 83（3）：154 - 160.

4. SCHUCK A, AHRENS S, PAULUSSEN M, et al. Local therapy in localized Ewing tumors：results of 1058 patients treated inthe CESS 81, CESS 86, and EICESS 92 trials［J］. Int J Radiat Oncol Biol Phys, 2003, 55（1）：168 - 177.

笔记

（潘元星　整理）

病例 35 手术扩大切除联合 MAID 方案 治疗大腿高级别黏液纤维肉瘤

病历摘要

【基本信息】

患者，男性，44 岁。

主诉：发现左大腿肿物 2 年，进行性增大 3 月余。

现病史：2 年前发现左大腿肿物，大小约 4 cm，无临床症状，肿物进展缓慢，患者未予重视。2017 年 9 月患者就诊我院，MRI 示左大腿中下段外侧可见一较大混杂等 T_1、长 T_2 信号占位，DWI 呈高信号，病变范围 8.8 cm×12.8 cm×18.5 cm（左右×前后×上下）。邻近骨外侧肌、骨中间肌、股直肌及股二头肌受压，病变上方股外侧肌和下方肌肉及肌间隙可见片状 fsT_2WI 高信号，边界不清，向下累及左髌骨外侧软组织。胸部 CT 示双肺多发结节，较大者位于右肺下叶内基底段，直径约 1.7 cm。B 超引导下右大腿肿物穿刺活检病理提示穿刺组织内见梭形细胞增生，可见多核巨细胞及怪异核细胞，间质黏液样。间叶源性肿瘤，倾向为恶性。

既往史：无特殊。

个人史：无特殊。

【专科查体】

左大腿可见一巨大隆起型包块，质硬，大小约 19 cm，边界欠清，无压痛，无皮肤破溃，四肢活动可。

【辅助检查】

术前左大腿 MRI 和胸部 CT 见图 35 –1、图 35 –2。

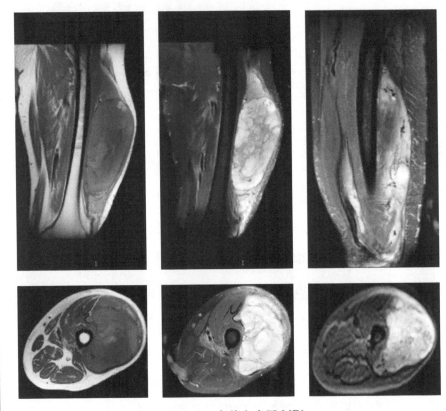

图 35 –1　术前左大腿 MRI

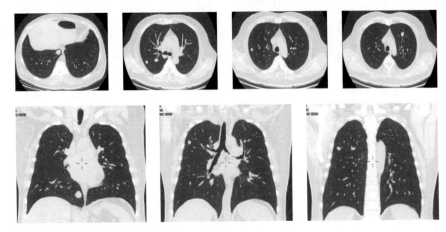

图 35 –2　术前胸部 CT

【诊断】

左大腿间叶源性肿瘤。

【治疗经过】

患者入院完善相关检查后行左大腿肿物扩大切除术（图35-3），术后病理回报：高级别黏液纤维肉瘤（FNCLCC分级为6分3级），伴有未分化肉瘤形态。肿瘤环周组织缘净，部分肿瘤距外缘较近（约1 mm），术后进行MAID方案化疗8次，患者在第7次化疗结束后出现Ⅳ度骨髓抑制，对症支持治疗后顺利完成第8次化疗。

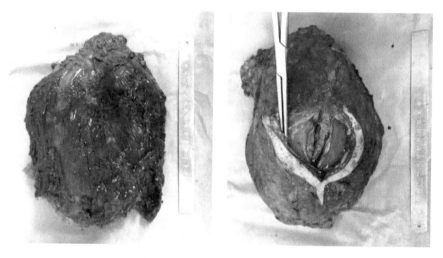

图35-3　肿物大体外观照

【随访】

患者定期复查胸部CT和左大腿MRI（图35-4、图35-5），2019年6月末次随访胸部CT示肺内结节消失，左大腿MRI未见复发迹象，患者生活如常。

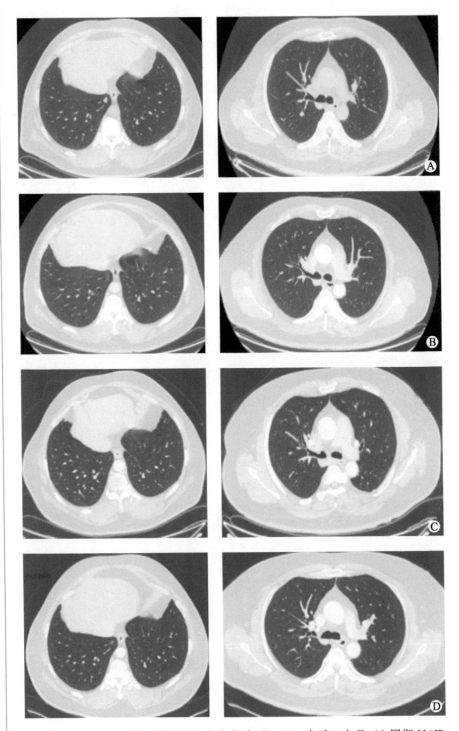

　　A. 术后 3 个月（4 周期 MAID 方案化疗后）；B. 术后 7 个月（8 周期 MAID 方案化疗后）；C. 术后 14 个月；D. 术后 20 个月。

图 35 –4　术后随访 CT

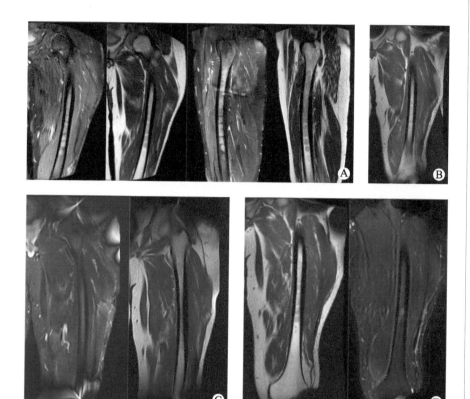

A. 术后 7 个月（8 周期 MAID 方案化疗后）；B. 术后 13 个月；C. 术后 16 个月；D. 术后 20 个月。

图 35 – 5 术后随访 MRI

病例分析

黏液纤维肉瘤（myxofibrosarcoma，MFS）包括一系列恶性成纤维细胞性病变，有不同程度的黏液样间质，具有多形性，并有独特的曲线形血管。常见于老年人，男性略多见，主要累及 50～80 岁患者，20 岁以下患者非常罕见。大多数肿瘤位于肢体，包括肢带部位，非常罕见于躯干、头颈部、手和足。约 2/3 病理发生于真皮/皮下组织，其余位于下方筋膜和骨骼肌。大部分表现为缓慢生长的无痛性肿物，局部复发率达 50%～60%，常多次复发，并与组

笔记

织学分级无关。除肺和骨转移之外，少部分发生淋巴结转移。总体 5 年存活率为 60% ~ 70% 。MFS 的主要挑战之一是确定肿瘤的边界。与其他四肢软组织肉瘤一样，MRI 是首选的诊断手段。MFS 实性和黏液瘤性组分在 MRI-T$_2$ 加权上均显示高信号，而黏液样组分显示出与水相似的更高信号强度。病理切缘阴性是软组织肉瘤患者（包括 MFS）治疗的基石。在 20 世纪 70 年代，一半患有肢体肉瘤的患者接受了截肢治疗，以便局部控制肿瘤。根治性切除术被定义为完全切除整个解剖学间室，包括神经、血管和任何相关的骨骼。通常，截肢是进行适当间室切除的唯一可行方法。令人失望的是，有人指出，虽然根治性手术后局部复发率低于 10% ，但很大一部分患者继续死于转移性疾病。这种认识促使了保肢手术与放射治疗的结合。然而，对于肿瘤不能通过保肢手术切除从而获得功能性肢体的患者，截肢术仍是治疗选择之一。MFS 的独特之处在于能够沿着筋膜向四周侵犯。尽管仔细地制订了术前计划，病理切缘阴性仍具有挑战性（本例患者距肿瘤最近切缘为 1 mm）。广泛切除应包括肿瘤周围 2 cm 的软组织边缘，一并切除活检切口。

鉴于局部复发是 MFS 患者的一个关键问题，辅助治疗用于减少潜在的局部和远处复发。一项包含多种软组织肉瘤亚型的随机临床试验结果显示放射治疗有可能降低 MFS 局部复发率。然而，目前没有专门针对 MFS 评估放射治疗作用的随机研究报道。一些回顾性队列研究对放射治疗与肿瘤复发的关系进行评估，但这些研究规模很小，说服力不强。目前，不同医疗机构对于 MFS 患者采用放射治疗持不同观点。

化疗在 MFS 治疗中的作用尚不清楚。没有随机临床试验评估化疗对 MFS 的治疗效果。一些队列研究评估了原发性 MFS 切除后患者的总生存率，其中一些患者接受了化疗。这些研究均未证实化学疗法对远处转移或总体生存有益。因此，化疗的使用多见于临床试验。

综上，黏液纤维肉瘤是一种独特的软组织肉瘤亚型，具有局部浸润性。高质量的 MRI 成像对于术前计划至关重要。2 cm 软组织安全切缘是治疗的主要手段，局部复发很常见，一部分患有高度病变的患者会发生远处转移。放射治疗可能有益于减少局部复发。本例患者为 44 岁男性，较年轻。病变位于患者左侧大腿，累及深筋膜和骨骼肌，但未累及主要血管神经。患者就诊时已出现肺多发转移，为减轻患者肿瘤负荷，入院后给予患者实施左大腿肿物扩大切除术。术后伤口恢复后开始实施 MAID 方案化疗，共实施 8 次。随访期间复查肺部 CT 显示肺部结节完全消失，左大腿亦未见复发迹象。

🔲 施学东教授病例点评

关于 MFS 放化疗的研究较少，并且两种疗法都并没有被证明对 MFS 有效。对 MFS 来讲，仍缺少合理的治疗方案。在软组织肉瘤化疗药物中，阿霉素是最有效的一种药物，治疗反应为 16% ~ 27% ，而其他单药治疗反应率低于 20% 。一系列临床随机研究比较了基于阿霉素的联合化疗方案与阿霉素单药治疗效果，部分研究显示联合用药组的反应率较高。根据 NCCN 指南及既往 MAID 方案治疗 MFS 成功个案报道，我们在这种情况下选择的 MAID 是软组织肉瘤多药联合化疗方案的一种。其对于患有转移性或不可切除的肉瘤患者，治疗的反应率为 47% 。本病例结果显示 MAID 方案有望作为 MFS 全身治疗的有效手段，但仍需要大宗病例证实。

参考文献

1. ITO H, MIWA Y, AKINO H, et al. Metastatic myxofibrosarcoma of the spermatic cord responding to mesna, adriamycin, ifosfamide, and dacarbazine combination therapy [J]. Int Canc Conf J, 2012, 1 (2): 79－82.

2. ROLAND C L, WANG W L, LAZAR A J, et al. Myxofibrosarcoma [J]. Surg Oncol Clin N Am, 2016, 25 (4): 775－788.

（崔云鹏　施学东　整理）

笔记